U0211013

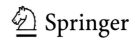

Precise Neurovascular Anatomy for
Radical Hysterectomy

精准的神经血管解剖在
广泛性子宫切除术中的应用

原著作者◎

[日] Shingo Fujii（藤井信吾）

[日] Kentaro Sekiyama（关山健太郎）

主　译◎朱　滔　闻　强

ZHEJIANG UNIVERSITY PRESS
浙江大学出版社
·杭州·

图书在版编目（CIP）数据

精准的神经血管解剖在广泛性子宫切除术中的应用 /
（日）藤井信吾，（日）关山健太郎著；朱滔，闻强主译. — 杭州 ：
浙江大学出版社，2024.5
　　书名原文：Precise Neurovascular Anatomy for
Radical Hysterectomy
　　ISBN 978-7-308-24762-7

　　Ⅰ. ①精… Ⅱ. ①藤… ②关… ③朱… ④闻… Ⅲ.
①子宫切除术 Ⅳ. ①R713.4

中国国家版本馆CIP数据核字(2024)第060534号

First published in English under the title
Precise Neurovascular Anatomy for Radical Hysterectomy
by Shingo Fujii and Kentaro Sekiyama
Copyright © Springer Nature Singapore Pte Ltd., 2020
This edition has been translated and published under licence from
Springer Nature Singapore Pte Ltd.

浙江省版权局著作合同登记图字：11-2024-157

精准的神经血管解剖在广泛性子宫切除术中的应用

原著作者　　[日]Shingo Fujii（藤井信吾）　　[日]Kentaro Sekiyama（关山健太郎）

主译　朱　滔　闻　强

策划编辑	金　蕾
责任编辑	金　蕾
责任校对	沈炜玲
责任印制	范洪法
封面设计	黄晓意
出版发行	浙江大学出版社
	（杭州天目山路148号　邮政编码：310007）
	（网址：http://www.zjupress.com）
排　版	杭州林智广告有限公司
印　刷	浙江省邮电印刷股份有限公司
开　本	889mm×1194mm　1/16
印　张	14.50
字　数	420千
版 印 次	2024年5月第1版　2024年5月第1次印刷
书　号	ISBN 978-7-308-24762-7
定　价	298.00元

主译简介

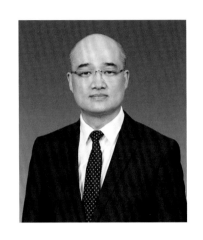

朱 滔

全国知名中青年妇科肿瘤外科学专家、主任医师、硕士研究生导师，美国德克萨斯大学安德森癌症中心（M.D.Anderson）访问学者。

现任浙江省肿瘤医院党委委员、副院长，浙江省肿瘤微创外科联盟执行主席，浙江省肿瘤诊治质控中心副主任，浙江省肿瘤质控中心宫颈癌质控组组长、浙江省核酸适体与临床诊治重点实验室副主任。

担任中国抗癌协会宫颈癌专业委员会副主任委员、浙江省医师协会理事、浙江省医师协会妇科肿瘤专委会主委、浙江省抗癌协会妇科肿瘤专业委员会副主任委员。

擅长卵巢癌、宫颈癌、子宫内膜癌、外阴癌等妇科肿瘤的诊治。具备高超的外科技能，尤其擅长腹腔镜、机器人等微创手术，多次在全国比赛中获得第一名。2009年开展C1型广泛性子宫切除术（保留神经），在该领域享有极高知名度。

作为主要研究者参与多项国际多中心临床研究，包括著名的LACC及SenticolⅢ研究。前者的成果被发表在《新英格兰医学杂志》等国际知名期刊。现主攻妇科肿瘤微创外科精准导航技术的诊治和基础研发。参与或主持国家级、省部级课题多项，发表SCI和国内核心期刊论文20余篇。

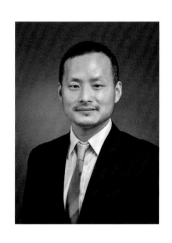

闻　强

　　浙江省肿瘤医院妇瘤科副主任医师。美国迈阿密大学米勒医学院访问学者。浙江省解剖学会妇科肿瘤专委会常委，中国初级卫生保健基金会妇科肿瘤专业委员，中国抗癌协会中西整合子宫内膜癌专委会委员。

　　担任《妇产科疾病诊疗技术与手术要点》和《临床常见肿瘤诊断思维与治疗技巧》的副主编。擅长宫颈癌及卵巢癌的手术，凭借C1型广泛性子宫切除术在2022年中华妇产科杂志手术视频大赛及2023年中国妇产科网手术视频大赛中均获二等奖，并在2023年浙江省第五届"钱潮杯"手术视频比赛中获一等奖。发表包括SCI及中华系列期刊在内的学术论文10余篇。参与国家自然科学基金及省自然科学基金项目多项。

《精准的神经血管解剖在广泛性子宫切除术中的应用》
译校者名单

原著作者：[日] Shingo Fujii（藤井信吾）

　　　　　[日] Kentaro Sekiyama（关山健太郎）

主　　译：朱　滔（浙江省肿瘤医院）

　　　　　闻　强（浙江省肿瘤医院）

副 主 译：沈　杨（东南大学附属中大医院）

　　　　　申　震（中国科学技术大学附属第一医院）

　　　　　陈小军（复旦大学附属肿瘤医院）

　　　　　张英丽（浙江省肿瘤医院）

　　　　　邵株燕（浙江省肿瘤医院）

　　　　　丁海钢（绍兴市妇幼保健院）

　　　　　唐雪栋（嘉兴市妇幼保健院）

　　　　　管玉涛（宁波大学附属第一医院）

　　　　　杨小荣（江西省肿瘤医院）

译 校 者（按姓氏笔画排序）：

　　　　　方晨燕（浙江省肿瘤医院）

　　　　　孙　璐（浙江省肿瘤医院）

　　　　　吴诗妍（杭州市肿瘤医院）

　　　　　陈　曦（浙江省肿瘤医院）

　　　　　高　雯（浙江省肿瘤医院）

　　　　　郭杨垄（浙江省肿瘤医院）

中译本序

On the publication of the Chinese edition of
"Precise Neurovascular Anatomy for Radical Hysterectomy"

With the strong enthusiasm of Dr. Tao Zhu's group, the Chinese version of *"Precise Neurovascular Anatomy for Radical Hysterectomy"*, authored by Sekiyama and myself, has been completed and is now available in Chinese. Radical hysterectomy is not a friendly procedure for everyone because of the complicated anatomy and heavy bleeding. In particular, the anatomy of the area between the lower cervix/upper vagina and the internal iliac vein, especially in the connective tissue covering the ureter on the lateral side of the cervix and the connective tissue between the bladder and the internal iliac vein on the lateral side of the ureter, was not well understood and was a black box. In response to this situation, using a loupe in laparotomy, I carefully removed the connective tissue from the abdominal side one layer at a time and made efforts to elucidate how the blood vessels run and are distributed in a bloodless operation. In 2006, we reported the results of our research, which confirmed the detailed vascular distribution in the black box, and also clarified the relationship between nerves and blood vessels necessary for nerve-sparing surgery, which we reported in 2007. Until then, there had been no paper that clearly showed the intraoperative anatomy of the inferior abdominal plexus, and we believe that these papers made radical hysterectomy as well as nerve-sparing surgery more accessible and changed the surgical technique of radical hysterectomy that anyone can perform.

There are significant differences in the understanding of surgical anatomy between the Western radical hysterectomy based on the Wertheim and Latzko methods and the Japanese radical hysterectomy based on the Okabayashi method, especially in the anatomical concept of the area between the lower cervix/upper vagina and the internal iliac vein. However, clear neurovascular anatomy of the area between the lower cervix/upper vagina and the internal iliac vein is essential to ensure a good radical hysterectomy as well as nerve-sparing radical hysterectomy. This textbook describes the neurovascular anatomy that can reliably perform good radical hysterectomy as well as nerve-sparing radical hysterectomy, explaining the differences in concepts of this region between Europe, the United States, and Japan.

We sincerely hope that this book will be beneficial to doctors who perform gynecologic oncologic surgery in China.

Shingo Fujii

Professor Emeritus Kyoto University

译者序

    广泛性子宫切除术自奥地利医生Wertheim开创以来已历经百余年，这项经典的手术通过切除宫旁及阴道组织，拯救了无数的宫颈癌患者。即便如此，它也需要进步，特别是在如何提高根治性方面。先后有多位学者，如Latzco、Okabayashi、Mibayashi、Meigs、Hockel等对其进行了改进。然而，诞生于西方的它，却在日本走出了一条更为精致的路线。特别是在对于宫旁解剖的探索方面，日本学者做出了巨大的贡献。这其中最具有代表性的当属Okabayashi。他独创性地提出膀胱宫颈韧带后叶及阴道旁间隙理论，将手术范围在Wertheim术式的基础上大幅扩展，可以说真正达到了"根治术"的标准。然而，随之而来的脏器功能障碍，特别是尿潴留等问题逐渐凸显。1961年，东京大学的Kobayashi首先提出保留神经的广泛性子宫切除术（nerve-sparing radical hysterectomy, NSRH）的概念，并于1988年由Sakamoto正式将其命名为"东京术式"。此后数十年，NSRH蓬勃发展。2008年，按照宫颈癌国际Q-M手术分型系统，NSRH被归为C1型手术，并于2017年作为宫颈癌根治术的主要术式在全球推行。和传统非保留神经的C2型手术不同的是，NSRH保留了腹下神经、盆腔内脏神经以及下腹下神经丛。多项回顾性及前瞻性研究显示，它可以明显改善患者的膀胱功能及直肠功能。但由于它需要通过精细解剖以分离出位于膀胱宫颈韧带后叶内的膀胱支，因此，其难度远超C2型手术。

    膀胱宫颈韧带后叶极易出血，导致许多医生对它"望而却步"。因此，在长达90多年的历史里，它仿佛是"黑匣子"一般，不被人理解。直到2007年，日本京都大学纪念冈本医院的Fujii教授首次报道了膀胱宫颈韧带的详细解剖及下腹下神经丛等结构，极大拓展了人们对于它的认知，为推进NSRH的开展发挥了重要作用。20世纪90年代初，NSRH传入中国，各家医院争相开展，然而手术质量参差不齐。浙江省肿瘤医院在2005年开展NSRH，积累了丰富的经验，并与国内外专家展开交流。2014年开始举办多场手术培训班及手术直播，以推进广泛性子宫切除术在全省乃至全国的规范化。为此，Fujii教授提供了巨大的帮助。在2022年和2023年由浙江省抗癌协会举办的西湖国际肿瘤大会上，他都作为特邀嘉宾参会，并且参与了全国手术直播的互动。古稀之年的他，依然思路清晰，引来无数好评。

    为了让广大医生更好地理解该手术的具体步骤以及关键解剖，我作为浙江省肿瘤医院妇瘤外科的牵头人，和闻强教授组建了一支由高年资医生组成的团队来翻译Fujii教授的*Precise Neurovascular Anatomy for Radical Hysterectomy*。整个团队历时1年，夜以继日，查阅了大量的资料，终于完成了全书的翻译。纵览全书，它不仅是对宫颈癌根治术发展史的一次总结，也是对Fujii教授手术技巧和经验的精华提炼。其风格也如Fujii教授本人一般朴实无华，没有华丽的辞藻，有的只是通俗易懂的语言以及大量简洁明了的插图，由浅入深，循序渐进。翻开它，仿佛是在翻阅着一本武林秘笈，正如Fujii教授在书中描述的那样，"打开了膀胱宫颈韧带后叶就像打开了一本书，膀胱输尿管入口部在此时展露无遗"，给人茅塞顿开的感觉。

在这里，我们再次感谢参与翻译工作的每一位团队成员的辛勤付出以及Fujii教授给予的帮助。同时也要感谢老一辈专家们为我们建立的基础，很难想象，如果没有Fujii教授等前辈们孜孜不倦的探索，我们今天对于广泛性子宫切除术的理解会是怎样一种状态。衷心希望这本书能为广大苦苦求索的妇科肿瘤医生们指明方向。学习的道路从来就没有捷径，但是，一本好书能为我们插上翅膀！

朱 滔

浙江省肿瘤医院副院长

2023年12月

原著前言

自1911年Ernst-Wertheim首次系统性地报道广泛性子宫切除术以来，该手术一直被认为是妇科手术中最有趣且最具挑战性的。长久以来，众多外科医生致力于改进Wertheim的广泛性子宫切除术。其中，1919年Latzko和1921年Okabayashi对于该式式的改动最具有先驱性。Okabayashi的广泛性子宫切除术1930年在日本开始流行，并被作为治疗Ⅰb期和Ⅱb期宫颈癌的标准术式。相比之下，西方国家一直未能广泛接受该手术。直到1954年，Meigs将其确立为一种安全有效的治疗早期浸润性宫颈癌的手段后，这种状况才得以改变。

若要安全地实施广泛性子宫切除术，必须具备精准的女性盆腔解剖学的知识。该手术的进一步发展离不开我们在解剖学上的许多先进理念。一直以来，关于腹膜后方主韧带和膀胱宫颈韧带在宫颈、阴道上部水平的精准解剖仿佛是个"黑匣子"一般的存在，直到最近，这个"黑匣子"才被打开。而为了改善术后的生活质量，特别是膀胱功能，许多医生开始尝试保留神经的广泛性子宫切除术，因此，精准的盆腔神经血管解剖得以阐明。

本书侧重于开腹广泛性子宫切除术的详细的神经血管解剖，尽可能多地采用彩色插图来展现每个细节。开始部分是对广泛性子宫切除术的介绍，我们利用来自20世纪初的插图很好地还原了Okabayashi广泛性子宫切除术最初的每个步骤。随后通过分步骤对非保留神经的广泛性子宫切除术进行说明，详细阐述了宫颈和阴道上部（主韧带与膀胱宫颈韧带）的腹膜后间隙的精确的神经血管解剖。最后一章着重于保留神经的广泛性子宫切除术，它阐述了膀胱宫颈韧带血管系统与由腹下神经、盆腔内脏神经、子宫支和膀胱支组成的腹下神经丛平面之间的详细的解剖关系。我们提供了5个视频，分别为：①Okabayashi的广泛性子宫切除术视频；②Shingo Fujii的保留神经的广泛性子宫切除术视频；③Mibayashi的超根治性子宫切除术原始视频；④和⑤为Shingo Fujii的分步骤保留神经的广泛性子宫切除术的现场手术视频。

借助腹腔镜下放大的视野，外科医生对女性盆腔结缔组织中血管的清晰解剖有了更深的认识。腹腔镜在妇科恶性肿瘤的外科治疗中已得到广泛的应用，腹腔镜和机器人手术在广泛性子宫切除术中也已司空见惯。对神经血管解剖学的正确理解是每一位妇瘤外科医生进行开腹和腹腔镜广泛性子宫切除术的必要条件。

我们希望这本书能为那些想提高手术技巧的外科医生们提供更多的帮助，从而使他们能安全地、全面地完成广泛性子宫切除术。

日本京都　Shingo Fujii（藤井信吾）

日本大阪　Kentaro Sekiyama（关山健太郎）

原著致谢

我 要 感 谢Kenji Takakura博 士、Noriomi Matsumura博 士、Toshihiro Higuchi博士、Sigeo Yura博士、Masaki Mandai博士、Tsukasa Baba博士、Shinya Yoshioka博士、Kentaro Sekiyama以及京都大学的妇产科同僚们，感谢他们在阐明膀胱宫颈韧带和下腹下神经丛的解剖学研究方面所做的贡献。

Kentaro Sekiyama和我向伦敦玛丽女王大学Barts癌症研究所的临床高级讲师兼妇科肿瘤学家顾问Ranjit Manchanda博士表示感谢，同时感谢其助手Dhivya Chandrasekaran编辑了这本书。

Shingo Fujii

翻译说明

1. 针对正文中出现的外国人名的写法，按照每章章末的参考文献里对应的人名写法来更改正文中的人名写法。

2. 原著的图1.9转化为中文版中的表1.1。

3. 第5章的章名与下级5.1的标题名字重复，做了简化修改：将原来的5.1.1标题层级升为5.1标题层级，将5.1.2标题层级升为5.2标题层级，以此类推。

4. 原著的视频光盘，在中文版中改为通过扫描二维码来观看视频，对应的视频二维码在附录中展示。

5. 更正个别参考文献中的作者名字，同时更正正文中的引用名字。如，将Querler更正为Querleu。

目 录

1.1 宫颈切除及单纯全子宫切除术

由于可以从阴道直接观察到宫颈癌,因此,对于子宫脱垂的患者,经阴道切除宫颈有了可能。这种经阴道切除脱垂宫颈的宫颈癌手术始于17世纪初。然而,由于局部切除的效果不佳,临床医生开始意识到可能需要通过切除子宫来治疗浸润性宫颈癌。在19世纪末前,单纯性全子宫切除术是治疗宫颈癌的主要方法,无论是经腹全子宫切除术(Freund,1878年1月)还是经阴道全子宫切除术(Czerny,1978年8月)。然而,这些治疗方法的效果仍然很差。因此,切除更宽的宫颈旁组织(子宫支持组织),即所谓的广泛性手术(扩大子宫切除术)被用于治疗宫颈癌。

图1.1所示为宫颈癌的手术治疗发展史。

图1.1 宫颈癌的手术治疗发展史

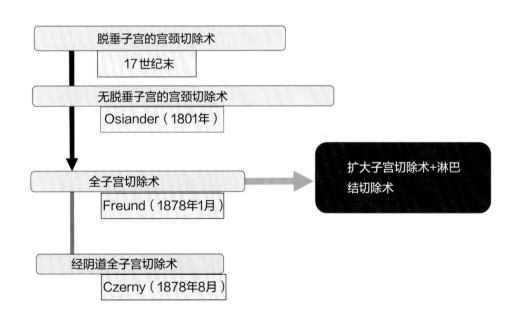

1.2　扩大子宫切除 + 淋巴结切除作为宫颈癌根治术

1895 年，Clark J G[1] 报道了一种新的宫颈癌手术，即在切除子宫的同时切除宫颈旁组织（在术中放置输尿管导管）。Clark 等进行的 12 次手术中的每一次都有细微差别。在一些病例中，淋巴结被切除，而在另一些病例中，宫旁组织和阴道穹窿被切除。这被认为是广泛性子宫切除术的首次报道。

1898 年，维也纳的 Wertheim 开创了一种全新的子宫切除术：即在切除子宫的同时切除部分宫旁组织、较长的阴道壁以及淋巴结。随后在 1911 年，他报道了 500 例接受这种改进手术的宫颈癌患者的病理及预后等情况[2]。自此，Wertheim 术式在西方被广泛接受并被公认为是"广泛性子宫切除术"的代表。

图 1.2 为扩大子宫切除术的介绍。

图1.2　扩大子宫切除术的介绍

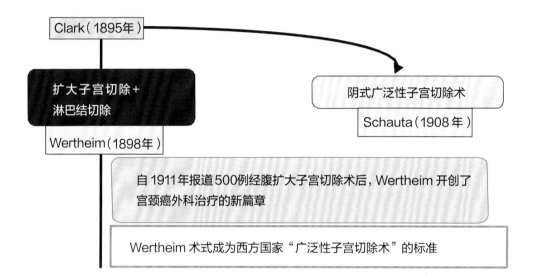

1.3 Wertheim 的广泛性子宫切除术与盆腔淋巴结切除术的改进

自 Wertheim 术式发表后，许多医生尝试改进 Wertheim 的广泛性子宫切除术。有两种新的术式在欧洲和东亚相继被报道。1919 年，Latzko[3] 发表了比 Wertheim 更新颖、更符合解剖结构的广泛性子宫切除术。Latzko 式式打开了膀胱侧间隙和直肠侧间隙，并划分了三种韧带结构，即子宫骶韧带（后侧韧带）、主韧带（旁侧韧带）和宫颈/阴道旁组织（前侧韧带）。

在日本，Wertheim 的广泛性子宫切除术被引入京都帝国大学。该校妇产科教授兼主席 Takayama Shohei 认为用 Wertheim 术式治疗宫颈癌的范围还不足。因此，他努力改进 Wertheim 术式以切除更多的宫旁组织，并在 1917 年日本妇科协会会议上报告了他的新技术。此外，Takayama 的学生 Okabayashi Hidekazu 在 1921 年发表了新的广泛性子宫切除术[5]。Okabayashi 式式打开了膀胱侧间隙和直肠侧间隙，并划分了 3 个韧带结构：子宫骶韧带（后侧韧带）、主韧带（旁侧韧带）和宫颈/阴道旁组织（前侧韧带），这与 Latzko 式式一致。然而，Okabayashi 式式的新颖之处在于其分离了宫颈/阴道旁组织。尽管在 Latzko 的手术中，宫颈/阴道旁组织也被切断，但那是作为一个整体进行钳夹和分离，而 Okabayashi 式式将宫颈旁组织分为膀胱宫颈韧带 [前（腹）叶和后（背）叶] 以及阴道壁血管（阴道旁组织），并单独进行分离[5, 6]。由于切除了足够的阴道及宫旁组织，所以，Okabayashi 式式比 Latzko 式式的切除范围要大得多。

图 1.3 所示为 Wertheim 的广泛性子宫切除术的改进。

图1.3 Wertheim 的广泛性子宫切除术的改进

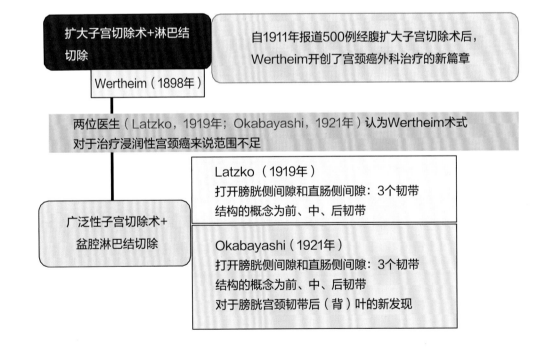

扩大子宫切除术+淋巴结切除

Wertheim（1898年）

自1911年报道500例经腹扩大子宫切除术后，Wertheim开创了宫颈癌外科治疗的新篇章

两位医生（Latzko，1919年；Okabayashi，1921年）认为Wertheim术式对于治疗浸润性宫颈癌来说范围不足

广泛性子宫切除术+盆腔淋巴结切除

Latzko（1919年）
打开膀胱侧间隙和直肠侧间隙：3个韧带结构的概念为前、中、后韧带

Okabayashi（1921年）
打开膀胱侧间隙和直肠侧间隙：3个韧带结构的概念为前、中、后韧带
对于膀胱宫颈韧带后（背）叶的新发现

1.4　广泛性子宫切除术在 20 世纪中叶的状况

自 Okabayashi 于 1921 年报道广泛性子宫切除术后[5, 6]，他的手术由京都帝国大学的医生继续进行，并逐渐在日本开展。特别是当 Ogino Kyusaku（东京帝国大学）在京都帝国大学观看了 Okabayashi 的广泛性子宫切除术后，他觉得 Okabayashi 的方法是最合适的。随后，Ogino 向东京帝国大学的人员介绍了 Okabayashi 的广泛性子宫切除术并开始尝试改进它。终于，来自东京大学的 Kobayashi Takashi[7] 成功地改进了该术式。其实，包括 Ogino 在内，日本的许多医生，如 Kobayashi[7]、Magara Masanao 等[8]、Natsume Misao[9]、Fujiwara Toshio[10] 和 Sakamoto Syouichi[11] 都曾试图改进 Okabayashi 的广泛性子宫切除术。其中，Fujiwara[10] 在 1983 年首次将吸脂术安全地运用于盆腔手术和淋巴结切除术。在日本，Okabayashi 的广泛性子宫切除术一直是妇产科医生用来熟悉女性盆腔解剖结构的练习手段。因此，Okabayashi 术式在日本是最受推崇的妇科手术，并被认为是治疗宫颈癌的标准式式。

在西方国家，Wertheim 的广泛性子宫切除术在 20 世纪早期就被用于治疗宫颈癌。然而，这一时期的手术总是伴随着各种安全问题，以至于放疗逐渐成为宫颈癌的一线治疗手段。也正因如此，Wertheim 术式直到 20 世纪中叶才被广泛采用。1954 年，美国妇科医生 Meigs Joe Vincent 报道了一种改良的 Wertheim 广泛性子宫切除术和 En Bloc 式盆腔淋巴结切除术[12]。Meigs 术式的效果显著，Ⅰ期的 5 年生存率接近 90%，Ⅱ期的 5 年生存率超过 60%。从此，广泛性子宫切除术作为早期宫颈癌的治疗手段再次在西方国家兴起。尽管 Meigs 术式与 Latzko 术式非常接近，然而由于上述的历史原因，广泛性子宫切除术以 Meigs 的名字命名为 Wertheim-Meigs（即后来的 Piver Ⅲ型广泛性子宫切除术，见第 2 章）。

图 1.4 所示为广泛性子宫切除或放疗。图 1.5 所示为广泛性子宫切除术的革新。

图1.4　广泛性子宫切除或放疗

图1.5　广泛性子宫切除术的革新

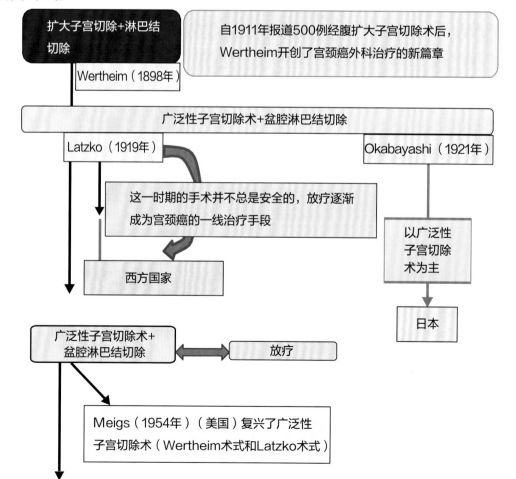

1.5　广泛性子宫切除术的新发现和新方法

1994 年，Dargent Daniel[13] 报道了一种全新的经阴道保留生育功能的根治性手术。该手术在切除宫颈的同时切除了宫颈旁组织，以治疗早期浸润性宫颈癌。该手术被命名为广泛性宫颈切除术[14]。尽管近来有报道采用腹腔镜的方式，但这种手术目前主要的途径还是经阴道或经腹。对于希望保留生育功能的早期浸润性宫颈癌患者来说，广泛性宫颈切除术是一项非常重要的手术技术。然而，在最近的一些报道中，该手术被用于超出既往适应证的大肿瘤患者中，这显然会因为适应证的扩大而导致复发率和死亡率升高。因此，该手术对于局部晚期患者来说仍有争议。

2003 年，Höckel 等[15] 报道了一种全新的广泛性子宫切除术，即"系膜切除术（mesometrial resection，MMR）"。该手术以苗勒氏管系膜上的胚胎性间隔理论为基础，对子宫骶韧带进行更加广泛的切除，同时保留原 Wertheim 术式的主要流程。它对于盆腔淋巴结切除的范围显得更为广泛。该手术在理念上虽然是全新的，但其手术范围在解剖层面和初始的 Wertheim 广泛性子宫切除术并没有本质的区别。由于 Höckel 等报道的 MMR 具有良好的效果，引起了很多临床医生的关注。该手术中对于淋巴结的广泛性切除似乎有助于提高手术的效果。MMR 尽管可以理解为一种全新的概念，但它的解剖原理与最初的 Wertheim 术式相同。

在广泛性子宫切除术中，术者在将输尿管从宫颈和膀胱之间的结缔组织中分离时往往会遇到困难。为了能够安全地切除阴道，必须将输尿管从结缔组织的结构中分离出来，即所谓的膀胱宫颈韧带 [前（腹）叶和后（背）叶]。膀胱宫颈韧带在手术中极易出血，并且在漫长的 90 多年以来，它的详细解剖一直像个"黑匣子"，直到 2007 年 Fujii 等报道了膀胱宫颈韧带前（腹）叶和后（背）叶的详细血管解剖[16]。不仅如此，他们还描述了隐藏在膀胱宫颈韧带后（背）叶后面的下腹下神经丛，使得从下腹下神经丛中分离出子宫支有可能性。2007 年，Fujii 等通过单独分离出子宫支，奠定了保留神经的广泛性子宫切除术的解剖学基础[17]。

1.6 超根治性子宫切除术

某些晚期患者的淋巴结可能出现肿瘤转移并附着在主韧带的血管上。这些分离后的主韧带有肿瘤微转移的风险，因此，Okabayashi 的广泛性子宫切除术对这类患者是不合适的。在这种情况下，建议将整个主韧带从基底部连同髂内血管束一起切除（图1.6）。

在这个过程中，髂内动静脉都要被结扎和分离，髂内动脉在发出闭锁脐动脉处被结扎切断，闭孔动静脉在下行进入盆侧壁前被断扎，髂内静脉在盆底部（即臀下、阴部内）上方被结扎并切断，以暴露坐骨神经根（图1.7）。

通过这些步骤，整个主韧带从基底部开始连同髂内血管一起被切除（图1.8）。以上所描述的手术方式是由京都大学 Okabayashi 的接替者 Mibayashi Ryuukichi 于1941年创立并将其命名为超根治性子宫切除术[18]。尽管现在这类患者应当首选放疗或同步放化疗，但对于放化疗不敏感或者年轻的患者来说，这种手术不失为一种选择。2003年，Palfalvi 和 Ungar[19] 也报道了与之相似的手术，即侧方扩大性宫旁切除术（laterally extended parametrectomy，LEP）。最近，这种较为激进的手术方式被用于淋巴结阳性的患者，在不接受辅助放疗的情况下仍显示出良好的疗效[18]。由于超根治性子宫切除术和 LEP 是从基底部切除主韧带并切除髂内血管，因此将其命名为全主韧带及髂内血管切除术（TEIIBS）似乎更加贴切。

图1.6 盆腔血管的解剖，重点在于髂内血管系统的位置（虚线圆圈）

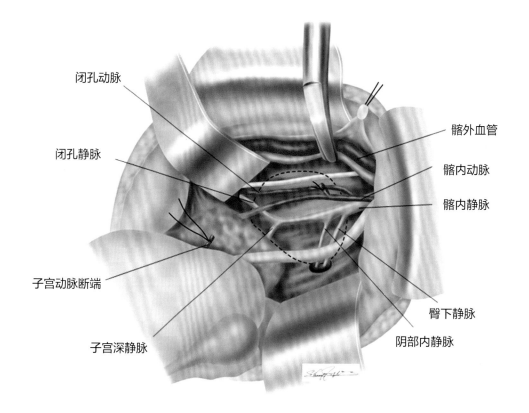

图1.7　髂内血管切
除术中髂内血管的
结扎位置

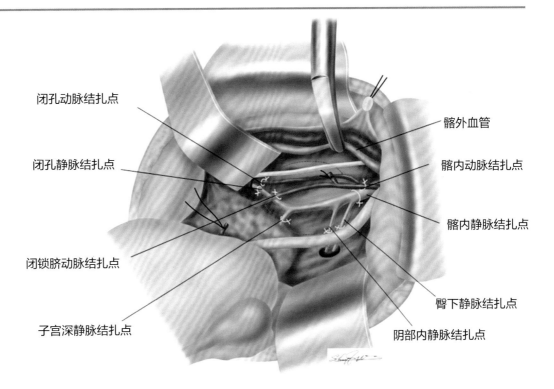

闭孔动脉结扎点

闭孔静脉结扎点

闭锁脐动脉结扎点

子宫深静脉结扎点

髂外血管

髂内动脉结扎点

髂内静脉结扎点

臀下静脉结扎点

阴部内静脉结扎点

图1.8　髂内血管系
统切除术图示

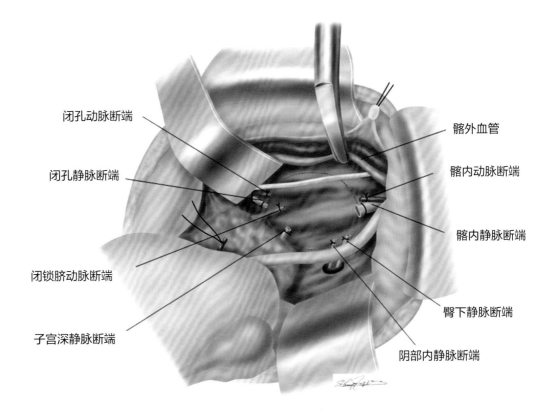

闭孔动脉断端

闭孔静脉断端

闭锁脐动脉断端

子宫深静脉断端

髂外血管

髂内动脉断端

髂内静脉断端

臀下静脉断端

阴部内静脉断端

1.7 记 录

1.7.1 广泛性子宫切除术的外科新概念和解剖学发现

表 1.1 列出了广泛性子宫切除术的外科新概念和解剖学发现。

表1.1 广泛性子宫切除术的外科新概念和解剖学发现

时间与人物	外科新概念和解剖学发现
1895，Clark	开腹扩大（广泛性）子宫切除术
1898，Wertheim	开腹扩大（广泛性）子宫切除术
1908，Schauta	阴式扩大（广泛性）子宫切除术，无淋巴结切除
1911，Wertheim	开腹扩大（广泛性）子宫切除术。该手术在西方国家成为广泛性子宫切除术的标准
1917，Takayama	日本的改良 Wertheim 术式，在京都召开的日本妇科学会第 15 次科学会议上进行了现场手术演示
1919，Latzko	广泛性子宫切除术：先切除淋巴结，然后打开膀胱和直肠侧间隙，将主韧带游离，宽度大于 Wertheim 术式
1921，Okabayashi	广泛性子宫切除术：与 Latzko 术式属于相同的类型，但其特点是单独将膀胱宫颈韧带从阴道旁组织分离
1941，Mibayashi	超根治性子宫切除术是全主韧带以及髂内血管切除术，与 Palfalvi & Ungar（2003）的侧方扩大性宫旁切除术（LEP）几乎相同
1951，Meigs	广泛性子宫切除术（Wertheim，Latzko）在美国被重新评估：Meigs 的广泛性子宫切除术与 Latzko 的广泛性子宫切除术几乎相同
1961，Kobayashi	保留神经（盆腔内脏神经）的广泛性子宫切除术的先驱
1994，Dargent	保留生育功能宫颈癌根治术的先驱：阴式广泛性宫颈切除术
2003，Palfalvi & Ungar	侧方扩大性宫旁切除术（LEP）与 Mibayashi 的手术几乎相同
2003，Hockel	MMR 广泛性子宫切除术。这是在苗勒氏管系膜上的胚胎性间隔内进行广泛性子宫切除的新感念。手术边界与 Wertheim 术式几乎相同
2007，Fujii	理想的广泛性子宫切除术中膀胱宫颈韧带的详细解剖
2007，Fujii	保留神经的广泛性子宫切除术中下腹下神经丛的详细解剖

1.7.2　广泛性子宫切除术在西方国家和日本的发展历史

自 1911 年 Wertheim 报道了他的广泛性子宫切除术（radical hysterectomy，RH）以来，这项技术在西方国家和日本都得到了改进。

图 1.9 所示是西方国家和日本（京都大学与东京大学）中广泛性子宫切除术的发展历史。

时间	西方国家		日本京都大学和东京大学	
1911	Wertheim	广泛性子宫切除（RH）		
1917		比 Wertheim 的 RH 术式更广泛	Takayama（1917）（京都大学）	尝试改良 Wertheim 的 RH 术式
1919	Latzko			
1921			Okabayashi（京都大学）　Ogino（东京大学）	比 Wertheim 的 RH 术式更广泛　改良 Okabayashi 的 RH 术式
1935	Bonny	重新评估 Wertheim 的 RH 术式		
1941			Mibayashi（京都大学）	超根治性子宫切除术（#1）
1954	Meigs	RH 经 Meigs 重新发扬光大		
1961			Kobayashi（东京大学）	保留神经 RH 术式的先驱
1992 1994	Dargent	广泛性宫颈切除术	Sakamoto（东京大学）	东京术式
2003	Hockel Palfalvi & Ungar	以系膜为基础的广泛性子宫切除术 侧方扩大性宫旁切除术（#1）		
2007			Fujii（京都大学）	打开了膀胱宫颈韧带及下腹下神经丛的解剖黑匣子

图1.9　西方国家和日本（京都大学与东京大学）中广泛性子宫切除术的发展历史
注：#1 表示在切除整个主韧带的同时完全切除髂内血管系统。

参考文献

1. Clark J G. More radical method of performing hysterectomy for cancer of the uterus. Johns Hopkins Hosp Bull, 1895, 6:120–124.

2. Wertheim E. Die erweiterte abdominale operation bei carcinoma colli uteri (auf grund von 500 fallen). Berlin: Urban & Schwarzenberg, 1911.

3. Latzko W, Schiffmann W J. Klinisches und anatomisches zur radikaloperation des gebärmutterkrebses. Zbl Gynäkol, 1919, 34:689–705.

4. Takayama S. Live surgical demonstration of modified Wertheim method at the 15th Scientific Meeting of Japan Society of Gynecology in Kyoto.1917.

5. Okabayashi H. Radical abdominal hysterectomy for cancer of the cervix uteri, modification of the Takayama operation. Surg Gynecol Obstet, 1921, 33:335–341.

6. Okabayashi H. Abdominale systematische panhysterektomie fur karzinoma des uterus. Jpn J Obstet Gynaecol, 1928, 11: 136–153.

7. Kobayashi T. Abdominal radical hysterectomy with pelvic lymphadenectomy for cancer of the cervix (in Japanese). Tokyo: Nanzando, 1961.

8. Magara M, Iwata H, Senda T. Abdominal radical hysterectomy for cancer of the cervix (in Japanese). Tokyo: Nanzando, 1964.

9. Natsume M. Systemic radical hysterectomy for cancer of the cervix (in Japanese). Tokyo: Nankodo, 1974.

10. Fujiwara T. Surgery for cervical cancer (in Japanese). Tokyo: Igakushoin, 1983.

11. Sakamoto S. Radical hysterectomy with pelvic lymphadenectomy—the Tokyo method. In: Coppleson M. Gynecologic oncology. 2nd ed. Edinburg: Churchill Livingstone, 1992.

12. Meigs J V. Surgical treatment of cancer of the cervix. New York: Grune & Stration, 1954.

13. Dargent D, Brun J L, Roy M, et al. La trachelectomie élargie: uné alternative á l' hystérectomie. Radicale dansu traitment des cancers in filtrants. Jobgyn, 1994, 2:285–292.

14. Dargent D, Martin X, Sacchetoni A, et al. Laparoscopic vaginal radical trachelectomy: a treatment to preserve the fertility of cervical carcinoma patients. Cancer, 2000, 88:1877–1882.

15. Höckel M, Horn L C, Hentschel B, et al. Total mesometrial resection: high resolution nerve-sparing radical hysterectomy based on developmentally defined surgical anatomy. Int J Gynecol Cancer, 2003, 13:791–803.

16. Fujii S, Takakura K, Matsumura N, et al. Precise anatomy of the vesico-uterine ligament for radical hysterectomy. Gynecol Oncol, 2007, 104:186–191.

17. Fujii S, Takakura K, Matsumura N, et al. Anatomic identification and functional outcomes of the nerve sparing Okabayashi radical hysterectomy. Gynecol Oncol, 2007, 107:4–13.

18. Mibayashi R. A surgical film of super-radical hysterectomy presented at the 39th Scientific Meeting of Japan Society of Gynecology in Nagoya.1941.

19. Palfalvi L, Ungar L. Laterally extended parametrectomy (LEP), the technique for radical pelvic side wall dissection: feasibility, technique and results. Int J Gynecol Cancer, 2003, 13:914–919.

广泛性子宫切除术的分型

在西方国家，自 1954 年 Meigs 发表了关于广泛性子宫切除术的文章以来 [1]，广泛性子宫切除术重新成为早期浸润性宫颈癌的标准治疗。Meigs 术式对于主韧带的游离和分离与 Latzko 术式或 Okabayashi 术式相同。但进入 20 世纪末，日本的外科医生发现，采用 Okabayashi 术式时会遇到出血多的情况，通常是在打开膀胱和直肠侧间隙后，进一步分离主韧带和髂内血管交汇区域时发生。出血通常来自髂内血管那一侧的主韧带断端。有时候仍可以顺利完成手术，但有时候可能出现大出血。

出血的风险隐藏在分离和钳夹组织的过程中，而这些组织从解剖上来说并不牢靠。但随着 Yabuki Yoshihiko [2-5] 等多位日本医生的不断努力，近年来，Okabayashi 的广泛性子宫切除术越来越被证明是安全的。并且为了减少术中出血，分离主韧带中的每条血管的做法在日本得到开展，出血的风险近年来也大幅降低。

为了避免主韧带基底部出血，医生们也考虑了主韧带部分切除的方法，并在 1974 年根据主韧带切除长度对扩大子宫切除术进行了分型。

2.1 Piver–Rutledge–Smith 分型法（1974）

1974 年，Piver、Rutledge、Smith [6] 提出了根据主韧带切除长度对扩大子宫切除术进行分型的方法。Ⅰ型为筋膜外单纯全子宫切除术（切除最少的主韧带，比单纯全子宫切除术切除略长的阴道）；Ⅱ型手术与 Wertheim 术式相似，切除小部分的主韧带；Ⅲ型为盆腔侧壁水平的主韧带切除术（Meigs 术式是Ⅲ型手术的典范）；Ⅳ型手术的特点是切除输尿管周围所有的组织并且切除更多的阴道旁组织；Ⅴ型手术是切除侵犯输尿管远端或膀胱的中心性复发肿瘤。

这种分型法之所以流行，是因为在西方国家，Ⅲ型子宫切除术被认为是广泛性子宫切除术的标准。然而，它也给宫颈癌的治疗带来了一些混乱，因为这种分型法是在没有参考原始文献的情况下建立的。此外，不同类型 / 范围的广泛性子宫切除术都被称为Ⅲ型子宫切除术，以至于很多作者在发表论文时都使用Ⅲ型子宫切除术这一名称，即使是由不同机构进行的手术，也是如此。而日本的作者们为了方便西方国家的英文期刊的审阅者们理解，在投稿时，把 Okabayashi 的广泛性子宫切除术也称作Ⅲ型广泛性子宫切除术。

然而，同样的Ⅲ型广泛性子宫切除术在全世界的不同机构得到开展时，由于切缘、淋巴结的切除范围以及手术质量的差异，出现了截然不同的结果。那些已发表的文献积累了大量有关不同的解剖方式下Ⅲ型子宫切除术的数据，正好反映了Ⅲ型广泛性子宫切除术在数据上的巨大的差异。

2.2 Querleu 和 Morrow 分型法（2008）

2008 年，Querleu 和 Morrow[7] 提出了广泛性子宫切除术的新分型法。与 Piver-Rutledge-Smith 分型法中的"宫颈癌子宫切除术的 5 种手术类型"名称不同的是，Querleu 和 Morrow 使用的是"广泛性子宫切除术的分型"。Piver-Rutledge-Smith 分型法原本并不打算对广泛性子宫切除术本身进行分型，而是希望根据病变的不同程度，展示每种子宫切除术的手术范围。然而，此时 Ⅲ 型广泛性子宫切除术的名称已经开始在各个机构被独立使用，俨然成了广泛性子宫切除术的代名词。

Querleu 和 Morrow 分型法使用字母（如 A、B、C 和 D）对不同的子宫切除术进行标注。A 型是最简单的筋膜外全子宫切除术，切除的宫旁组织最少。在该分型中，"宫颈旁"被定义为包括主韧带（Mackenrodt 韧带）、子宫旁及阴道旁在内的所有组织。这种具有宽泛意义的名词似乎再一次把人们对于手术切缘的理解带入歧义之中。除此之外，他们还把切除阴道 10mm 以内的筋膜外全子宫切除术包含在了广泛性子宫切除术的分型中，并将其命名为 A 型。

B 型手术是将输尿管暴露并向侧方游离的手术，它允许在输尿管隧道水平处离断宫颈旁组织。此手术既不切除主韧带，也不切除子宫深静脉。可以说 B 型手术和最初的 Wertheim 术式如出一辙，它更接近于次广泛性子宫切除术。Querleu 和 Morrow 还将 B 型手术分为两个亚型，即 B1 型和 B2 型，不同之处在于是否切除（宫旁）淋巴结。B2 型手术也是西方国家最常见的广泛性子宫切除术。

C 型手术需要将宫颈旁组织在其与髂内血管交界处离断，这需要在与髂内静脉交界的位置切断主韧带以及子宫深静脉；Latzko-Meigs 和 Okabayashi 的广泛性子宫切除术都包含了这一步骤。C 型手术还包括在直肠处横断子宫骶韧带以及在膀胱处横断膀胱宫颈韧带，并且完全游离输尿管。通常还要将相应的阴道旁组织一起切除（切除的范围与切除的阴道长度相对应，距肿瘤或宫颈 15~20mm）。然而，该分型对于膀胱宫颈韧带的解剖缺乏详细的描述。C1 型和 C2 型手术分别对应于保留神经和不保留神经的广泛性子宫切除术。C 型广泛性子宫切除术相当于 Latzko-Meigs（或 Piver-Rutledge-Smith 分型法的 Ⅲ 型）广泛性子宫切除术，但要进行保留神经的广泛性子宫切除术（C1 型），Okabayashi 手术的解剖，尤其是膀胱宫颈韧带后(背)叶的解剖必不可少。C1 型即保留神经的广泛性子宫切除术，需要将下腹下神经丛的子宫支单独分离并切断，保留膀胱支、腹下神经和盆腔内脏神经与下腹下神经丛。要想按照 Latzko-Meigs 的或 Piver-Rutledge-Smith 的 Ⅲ 型广泛性子宫切除术的描述来完成这一步骤并不容易，除非单独分离膀胱宫颈韧带的后（背）叶，否则很难确定下腹下神经丛的完整结构，故难以单独切断子宫支。因此，C1 型子宫切除术应以 Okabayashi 的保留神经的广泛性子宫切除术为基础。2011 年，Cibula 等 [8] 发表了一篇题为"广泛性子宫切除术的新分型系统：宫旁切除的三个维度解剖的重要性"的文章，文中描述了在 C1 型手术中如何将输尿管从宫颈处暴露以及从宫旁游离开的过程，但仅限于部分的腹侧宫旁。这种解剖学描述同样不利于识别下腹下神经丛和单独切断子宫支。建议在保留神经的广泛性子宫切除术中使用统一的解剖学描述，以便外科医生们更好地理解这一手术。

D 型手术为侧方扩大性切除术。该型手术包括 1941 年 Mibayashi 进行的超根治性子宫切除术 [9] 以及侧方扩大性宫旁切除术（laterally extended parametrectomy，LEP）（Palifavi，Ungar[10]）或侧方扩大性盆腔内切除术（laterally extended endopelvic resection，LEER）（Hockel 等 [11]）。

2.3　广泛性子宫切除术的分型及相应的手术治疗方式

　　如图 2.1 所示，Querleu 和 Morrow 分型法中每个字母所对应的都是已有的针对不同宫颈癌阶段的手术方式。如果能在广泛性子宫切除术上达成共识，就可以省去用种类或字母来进行分型的方法。

　　宫颈癌外科治疗的一个新趋势是缩小手术范围（微创），以获得更好的术后的生活质量。然而，要想达到减少创伤并且缩小手术范围的目的，首先要学会广泛性手术的解剖学思维，这一点对我们来

说非常重要。最近，一些机构报道采用高质量的广泛性子宫切除术或更为广泛的广泛性子宫切除术的治疗效果，患者包括 FIGO ⅠB2 期（Park 等 [12, 13]）以及淋巴结转移但未接受辅助放疗的患者（Ungar 等 [14]），其 5 年生存率达到 90% 以上。为使这项手术能被推广得更广泛，使每个患者能够从中获益，就必须掌握精确的盆腔解剖知识。

Piver 1974	Querleu/Morrow（2008）	宫颈癌的手术治疗模式
		锥形切除
Ⅰ 型	A 型	筋膜外单纯全子宫切除
Ⅱ ~ Ⅲ 型	B 型	扩大单纯全子宫切除或次广泛子宫切除
		广泛性宫颈切除
	C1 型	保留神经的广泛性子宫切除
Ⅲ 型	C2 型	广泛性子宫切除（Latzko 或 Meigs 式手术） Okabayashi 的根治性子宫切除术（并不一样）
	D1 型 D2 型	侧方扩大性宫旁切除术（Mibayashi 的超根治性子宫切除术） D1 型手术 + 相邻筋膜或肌肉结构切除：侧方扩大性盆腔内切除术
		盆腔脏器廓清术

图2.1　宫颈癌手术中不同分型与手术方式的关系

参考文献

1. Meigs J V. Surgical treatment of cancer of the cervix. New York: Grune & Stration，1954.

2. Yabuki Y，Sasaki H，Hatakeyama N，et al. Discrepancies between classic anatomy and gynecologic surgery on pelvic connective tissue structure: harmonization of those concepts by collaborative cadaver dissection. Am J Obstet Gynecol，2005，193:7–15.

3. Yabuki Y，Asamoto A，Hoshiba T，et al. Dissection of the cardinal ligament in radical hysterectomy for cervical cancer with emphasis on the lateral ligament. Am J Obstet Gynecol，1991，164:7–14.

4. Yabuki Y，Asamoto A，Hoshiba T，et al. A new proposal for radical hysterectomy. Gynecol Oncol，1996，62:370–378.

5. Yabuki Y，Asamoto A，Hoshiba T，et al. Radical hysterectomy: an anatomic evaluation of parametrial dissection. Gynecol Oncol，2000，77:155–163.

6. Piver M S，Rutledge F，Smith J P. Five classes of extended hysterectomy for women with cervical cancer. Obstet Gynecol，1974，44:265–272.

7. Querleu D，Morrow C P. Classification of radical hysterectomy. Lancet Oncol，2008，9:297–303.

8. Cibula D，Abu-Rustam N R，Benedetti-Panici P，et al. New classification system of radical hysterectomy: emphasis on a three-dimensional anatomical template for parametrial resection. Gynecol Oncol，2011，122:264–268.

9. Mibayashi R. A surgical film of super-radical hysterectomy presented at the 39th Scientific Meeting of Japan Society of Gynecology in Nagoya.1941.

10. Palfalvi L，Ungar L. Laterally extended parametrectomy（LEP），the technique for radical pelvic side wall dissection: feasibility，technique and results. Int J Gynecol Cancer，2003，13:914–917.

11. Hockel M，Horn L C，Einenkel J.（Laterally）extended endopelvic resection: surgical treatment of locally advanced and recurrent cancer of the uterine cervix and vagina based on ontogenetic anatomy. Gynecol Oncol，2012，127:297–302.

12. Park J Y，Kim D Y，Kim J H，et al. Laparoscopic versus open radical hysterectomy in patients with stage IB2 and IIA2 cervical cancer. J Surg Oncol，2013，108（1）:63–69.

13. Park J Y，Kim D Y，Kim J H，et al. Comparison of outcomes between radical hysterectomy followed by tailored adjuvant therapy versus primary chemoradiation therapy in IB2 and IIA2 cervical cancer. J Gynecol Oncol，2012，23:226–234.

14. Ungar L，Palfalvi L，Tarnai L，et al. Surgical treatment of lymph node metastases in stage IB cervical cancer. The laterally extended parametrectomy（LEP）procedure: experience with a 5 year follow-up. Gynecol Oncol，2011，123:337–341.

原 Okabayashi 广泛性子宫切除术的概念

3.1 Okabayashi 广泛性子宫切除术的原则

这个手术是为治疗浸润性宫颈癌而设计的。其原则是切除整个子宫以及足够长的阴道壁，这需要从远端切断子宫旁的支持组织（图 3.1、图 3.2 和图 3.3）。Okabayashi 术式需要解剖出子宫和盆壁之间的 3 个主要韧带，这个概念首先由 Latzko 于 1919 年提出。Okabayashi 将其进一步发展为前、中、后支持韧带（图 3.4）。前（腹）侧支持韧带由膀胱宫颈韧带的前（腹）叶和后（背）叶组成；中间支持韧带由主韧带和盆腔内脏神经组成；后（背）侧支持韧带由子宫骶韧带、腹下神经和直肠阴道韧带组成。主韧带需要通过打开直肠侧间隙和膀胱侧间隙来显露。Okabayashi 独创性地将阴道旁组织（阴道血管）单独分离以切除子宫。

在将膀胱从宫颈 / 阴道的筋膜分离后，在宫颈 / 阴道侧壁和膀胱侧间隙之间可显露出环绕输尿管的膀胱宫颈韧带。其腹侧部分被称为膀胱宫颈韧带的前（腹）叶，背侧部分被称为膀胱宫颈韧带的后（背）叶。通过完全分离膀胱宫颈韧带的两个叶，输尿管和膀胱就可以从宫颈 / 阴道上部分离至术者想要的任何位置，并且还有助于我们识别阴道旁组织（阴道血管和结缔组织）。阴道旁组织切除的范围取决于疾病的严重程度和阴道外侧部分的长度。此外，直肠阴道韧带的分离使术者能够确定阴道后壁需要切除的合适长度（图 3.5）。除了需要切断 3 个主要支持韧带的远端部分，盆腔淋巴结也得到系统性的清扫。

图3.1 盆腔矢状切面显示单纯全子宫切除术和广泛性子宫切除术切割阴道的不同位点

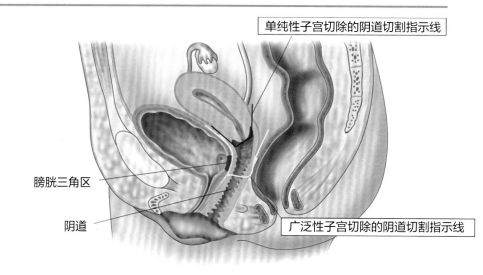

单纯性子宫切除的阴道切割指示线

膀胱三角区

阴道

广泛性子宫切除的阴道切割指示线

图3.2 子宫、阴道及其相关支持韧带的腹侧视图，显示广泛性子宫切除术时子宫支持组织［膀胱宫颈韧带的前（腹）叶、主韧带］和阴道的切割线

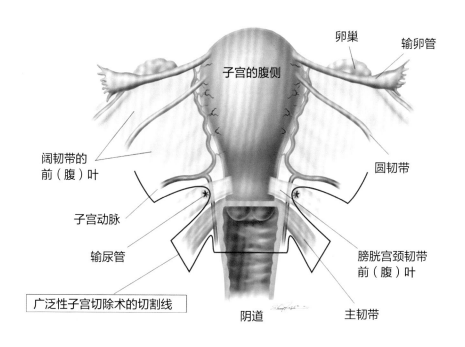

卵巢

输卵管

子宫的腹侧

阔韧带的前（腹）叶

圆韧带

子宫动脉

输尿管

膀胱宫颈韧带前（腹）叶

广泛性子宫切除术的切割线

阴道

主韧带

图3.3　子宫、阴道和子宫骶韧带的背侧视图，显示广泛性子宫切除术时宫骶韧带和阴道的切割线

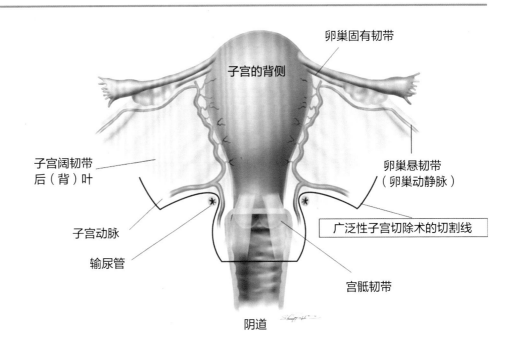

图3.4　盆腔横断面图显示了广泛性子宫切除术中前（腹）、中、后（背）3个盆腔支持韧带及切割线

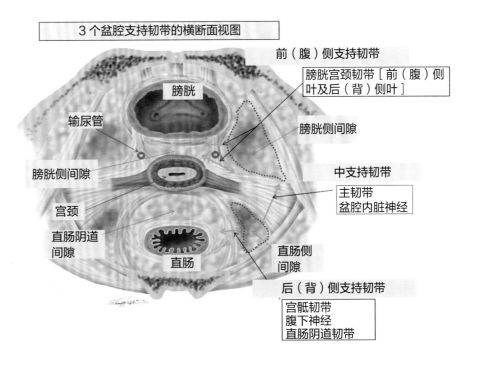

图3.5 膀胱宫颈韧带的前（腹）叶和后（背）叶、主韧带和宫骶韧带的切割线的侧视图。每个韧带和阴道旁组织内的重要血管都有标注

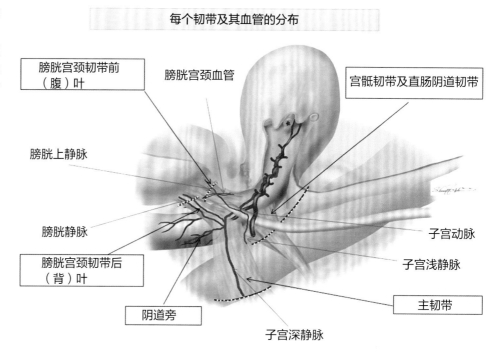

每个韧带及其血管的分布

膀胱宫颈韧带前（腹）叶

膀胱宫颈血管

宫骶韧带及直肠阴道韧带

膀胱上静脉

膀胱静脉

膀胱宫颈韧带后（背）叶

阴道旁

子宫深静脉

子宫动脉

子宫浅静脉

主韧带

4.1 原 Okabayashi 广泛性子宫切除术的手术步骤

4.1.1 打开腹腔

从腹部中线处切开腹腔，切口的长度应足够长，以确保手术野的完全暴露（通常从耻骨联合处延伸到脐上）。

4.1.2 暴露盆腔

探查完上腹部后，用被盐水湿润过的大手术巾将肠管包裹后移出盆腔，将子宫和卵巢／输卵管暴露在盆腔内。

4.1.3 通过直视及手摸的方法判断肿瘤的转移情况以及是否能够手术切除

检查盆腔的腹膜表面。检查子宫和其周围器官，以确定疾病的严重程度以及手术切除的可能性。双手检查宫颈肿瘤及宫旁情况，判断肿瘤是否已浸润至宫颈外。子宫和其周围组织及盆壁之间的活动度是判断手术切除的最重要的因素。

4.1.4 子宫牵引

通过钝性器械夹持子宫底部来牵引子宫（图4.1）。

4.2　原 Okabayashi 广泛性子宫切除术的手术步骤图解

4.2.1　结扎和切断圆韧带以暴露阔韧带的结缔组织

　　将子宫向头端（向上）及左侧牵引，右侧圆韧带会紧绷。提起该韧带，用 Kocher 钳夹持韧带的子宫端，在盆腔端予以结扎，在 Kocher 钳和结扎线之间的区域离断圆韧带。提起阔韧带前叶的腹膜边缘，

朝膀胱方向打开腹膜。分离阔韧带后叶，打开阔韧带的腹膜后间隙，就可以暴露腹膜后间隙内疏松的结缔组织。

图4.1　结扎和分离圆韧带以显示阔韧带的结缔组织

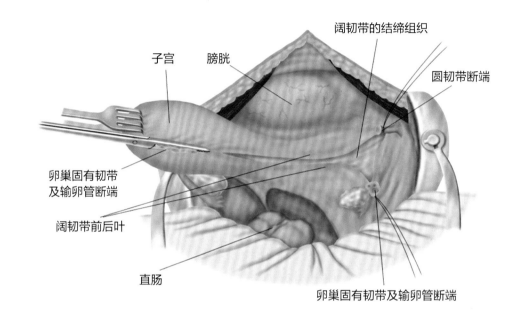

4.2.2　卵巢固有韧带和输卵管的结扎与离断以保留卵巢

将子宫拉向盆腔侧壁，用长的 Kocher 钳夹住卵巢固有韧带和输卵管的子宫侧断端，将卵巢侧的断端予以结扎并在两者之间切开［如果需要切除卵巢和输卵管，则将卵巢悬韧带（卵巢血管）游离后双重结扎并离断］。

图 4.2 为结扎并切断卵巢固有韧带和输卵管以保留卵巢。

图 4.2　结扎并切断卵巢固有韧带和输卵管以保留卵巢

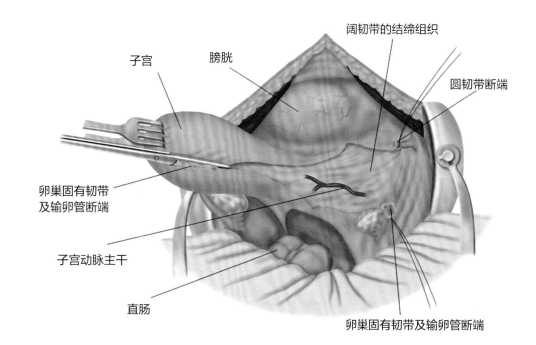

子宫

膀胱

阔韧带的结缔组织

圆韧带断端

卵巢固有韧带及输卵管断端

子宫动脉主干

直肠

卵巢固有韧带及输卵管断端

4.2.3 游离、结扎和切断子宫动脉

逐步分离腹膜后间隙的疏松结缔组织以暴露子宫动脉主干及其与髂内动脉的连接处。先后于子宫动脉起始处及近子宫处结扎子宫动脉主干，然后在两个结扎点之间切断子宫动脉。

图4.3为游离、结扎和切断子宫动脉。

图4.3 游离、结扎和切断子宫动脉

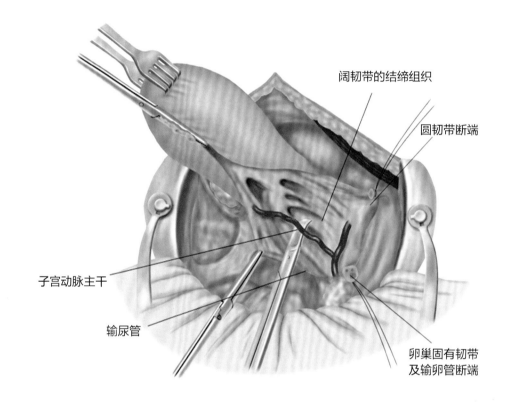

阔韧带的结缔组织

圆韧带断端

子宫动脉主干

输尿管

卵巢固有韧带及输卵管断端

4.2.4　将输尿管从阔韧带后叶分离

将沿着阔韧带后叶走行的输尿管游离后，用 Kocher 钳夹住阔韧带后叶的腹膜边缘并向头端牵拉，分离其后方的疏松结缔组织，此时，可以看到蠕动的输尿管及其鞘膜。用剪刀将包绕在输尿管周围的营养血管等组织从阔韧带后叶的腹膜分离，并且尽可能地将输尿管游离至靠近子宫侧的子宫动脉断端。

图 4.4 为将输尿管从阔韧带后叶分离。

图4.4　将输尿管从阔韧带后叶分离

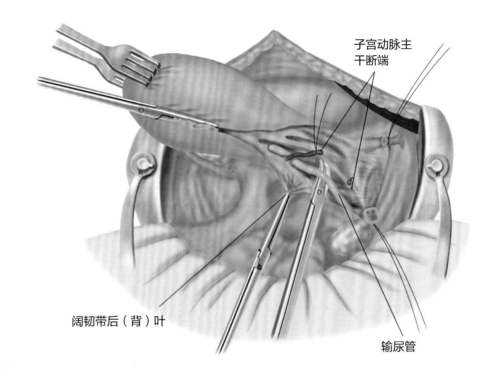

子宫动脉主干断端

阔韧带后（背）叶

输尿管

4.2.5　对侧采用相同的步骤

在对侧，采用 4.2.1~4.2.4 同样的步骤。

4.2.6 打开道格拉斯窝的反折腹膜

将子宫提向耻骨弓，用手抓住直肠及其腹膜并向头端牵拉，此时，子宫和直肠之间的反折腹膜凹陷就从道格拉斯窝的底部被提起。用剪刀从提起的腹膜上沿着宫颈背（后）侧做一切口，这个步骤将已打开的两侧阔韧带后方的腹膜后间隙相互连通。

当子宫被提向耻骨弓并且直肠被拉向头端时，就会暴露直肠和宫颈 / 阴道之间的一层疏松结缔组织，也就是直肠阴道间隙的标志。分开这层结缔组织后，就能很轻柔地将直肠从宫颈 / 阴道分离开。

图 4.5 为分离道格拉斯窝的反折腹膜。

图 4.5 分离道格拉斯窝的反折腹膜

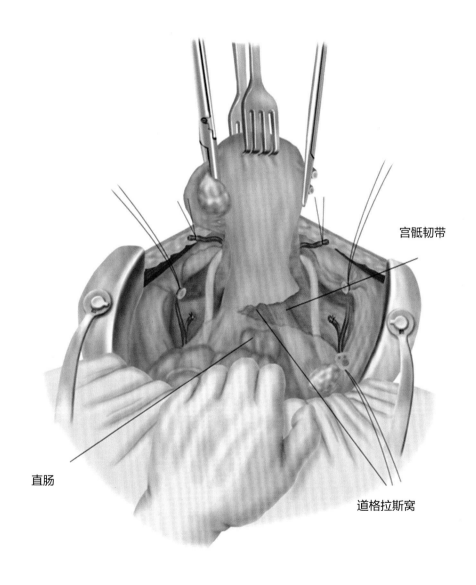

宫骶韧带

直肠

道格拉斯窝

4.2.7　打开阴道后间隙并切断宫骶韧带

　　如果没有感染引起的粘连或肿瘤浸润等情况，直肠和宫颈之间的疏松结缔组织很容易被分离，从而暴露出直肠阴道间隙。用剪刀紧贴宫颈筋膜向下分离，直肠就会从宫颈 / 阴道上部被推开。注意分离时要沿着正确的间隙和平面，如果太靠近直肠，就容易将其损伤。通过这个步骤，可看见两束厚结缔组织（子宫骶韧带）清晰地暴露在直肠阴道间隙和阔韧带的腹膜后间隙之间。将两侧子宫骶韧带向前提拉，从直肠侧方的基底部将其切断。

　　图 4.6 为打开阴道后间隙并分离宫骶韧带。

图4.6　打开阴道后间隙
并分离宫骶韧带

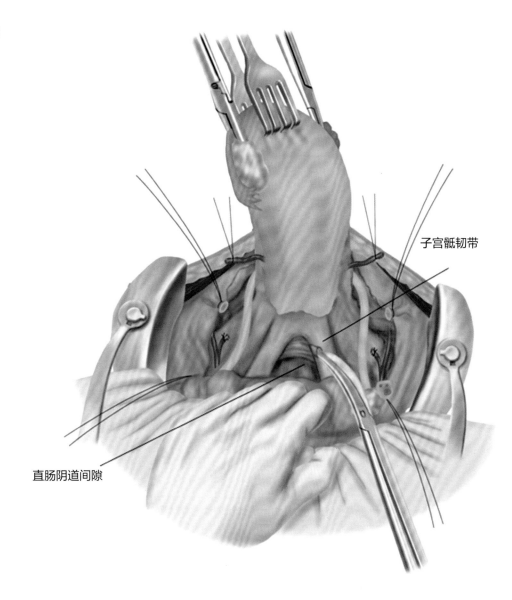

子宫骶韧带

直肠阴道间隙

4.2.8　进一步分离宫骶韧带并打开 Okabayashi 直肠侧间隙

进一步朝盆底方向分离子宫骶韧带与直肠侧壁的结缔组织，通常可以暴露直肠壁与输尿管周围结缔组织之间的空间，其内充满蛛网状结构，这就是

Okabayashi 直肠侧间隙的入口。

图 4.7 为进一步分离子宫骶韧带并打开 Okabayashi 直肠侧间隙。

图4.7　进一步分离子宫骶韧带并打开Okabayashi直肠侧间隙

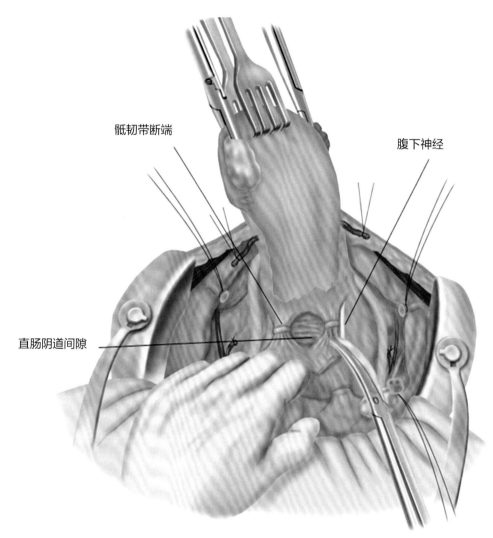

骶韧带断端

腹下神经

直肠阴道间隙

【注意事项：广泛性子宫切除术中几个重要间隙的定义】

1. 直肠阴道间隙（直肠与宫颈 / 阴道筋膜之间的疏松结缔组织）

在打开道格拉斯窝反折腹膜后，沿宫颈筋膜后侧中心的位置可以毫不费力地将疏松结缔组织与直肠分离，这就是直肠阴道间隙的入口。

2. Latzko 直肠侧间隙和 Okabayashi 直肠侧间隙

直肠侧间隙是由直肠侧壁（子宫侧）、髂内血管（盆侧壁）、骶骨（头端）和主韧带（腹股沟侧）的血管及结缔组织包围的疏松结缔组织间隙。

有两种打开直肠侧间隙的方式。一种是将直肠侧壁和输尿管一起向内侧提拉，分离直肠 / 输尿管和髂内动 / 静脉之间的结缔组织。然后，可以看到一个充满蛛网状结缔组织的间隙，这就是 Latzko 直肠侧间隙（图 4.8 和图 4.9）。另一种是从子宫骶韧带被分离处开始，沿直肠侧壁的结缔组织向盆底分离（图 4.10a，b）。可以看见另一个充满蛛网状结缔组织的间隙（图 4.10a，b）。这就是 Okabayashi 直肠侧间隙（图 4.8 和图 4.10a，b）。Okabayashi 直肠侧间隙是直肠侧壁和盆腔侧壁结缔组织层之间的间隙，输尿管和腹下神经也位于其中（图 4.10a，b）。输尿管和腹下神经位于同一结缔组织平面，腹下神经在输尿管背侧 2~3cm 处。由于 Okabayashi 直肠侧间隙可以被分离至非常接近直肠的位置，因此，盆侧壁结缔组织成为阻挡 Okabayashi 直肠侧间隙被进一步分离的障碍。在将输尿管向盆腔侧壁游离并提拉后，会发现腹下神经需要被切断以利于进一步的手术。Okabayashi 倾向于从宫骶韧带处打开间隙以增加子宫的活动度。尤其是当切断腹下神经

后，子宫的活动度进一步增加，Okabayashi 直肠侧间隙就会向 Latzko 直肠侧间隙横向延伸（图 4.8）。因此，通常 Okabayashi 直肠侧间隙比 Latzko 直肠侧间隙更宽、更深。扩展后的 Okabayashi 直肠侧间隙（原 Okabayashi 直肠侧间隙 +Latzko 直肠侧间隙）（图 4.8）由直肠侧壁（子宫侧）、髂内血管（盆侧壁）、骶骨（头端）以及主韧带的血管和结缔组织（腹股沟侧）环绕而成。直肠侧间隙被盆腔底部的疏松结缔组织充满。如果行不保留神经的广泛性子宫切除术，就可以不打开 Okabayashi 直肠侧间隙，而仅打开 Latzko 直肠侧间隙（第 8 章）。

3. 膀胱侧间隙

在分离闭锁脐动脉和髂外静脉之间的结缔组织直到距离耻骨 2~3cm 时，会出现一个蛛网状的疏松结缔组织结构。可将这层疏松组织一直向深部分离，直至盆腔底部。这就是膀胱侧间隙，它由闭锁脐动脉（膀胱侧）、直肠 / 阴道壁（直肠侧）、髂外静脉（腹股沟侧）、耻骨（脚端）和主韧带结缔组织（头端）包围（图 4.8 和图 4.9）。主韧带最背侧由疏松的结缔组织构成。用剪刀穿过主韧带背侧，可以看到膀胱侧间隙和直肠侧间隙相连。

4. 膀胱宫颈 / 阴道间隙

在膀胱背侧壁和宫颈腹侧筋膜 / 阴道壁的中间有一层松散的结缔组织，较容易从头端水平处将其从膀胱三角区分开。这就是膀胱宫颈 / 阴道间隙（图 4.8）。钳夹膀胱反折腹膜并将膀胱提拉，在膀胱背侧和宫颈腹侧筋膜之间形成中空的疏松结缔组织。用剪刀尖紧贴宫颈朝间隙向下推，就可以轻松地将膀胱(包括三角区在内)从宫颈 / 阴道上段中央处分离，此时会在宫颈两侧形成结缔组织束（即膀胱宫颈韧带）。

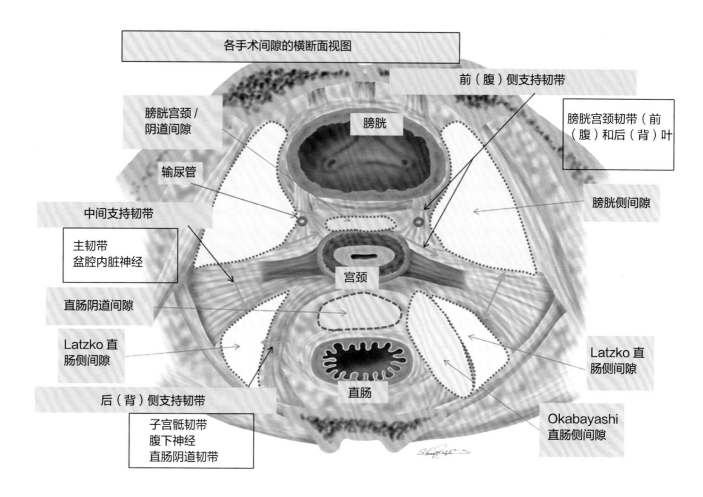

图4.8　宫颈水平的盆腔横断面视图，显示3种主要的支持组织及其相应韧带

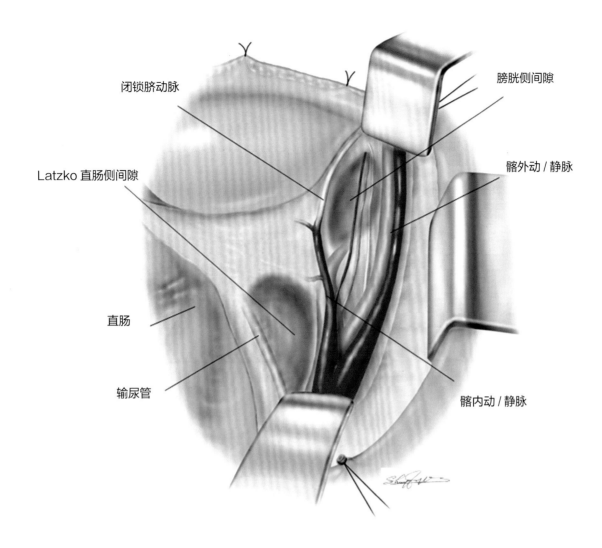

图 4.9　术中 Latzko 直肠侧间隙和膀胱侧间隙的位置

这些支持韧带之间以及盆腔脏器之间的手术间隙也有相应的说明，包括 Latzko 直肠侧间隙与 Okabayashi 直肠侧间隙之间的区别。

图 4.10a 显示了 Okabayashi 直肠侧间隙位于直肠（骶韧带）和腹下神经之间的入口，图 4.10b 显示了 Okabayashi 直肠侧间隙在术中实际所见的位置。

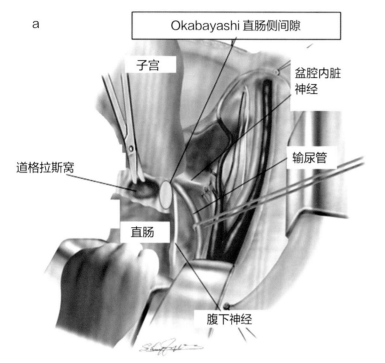

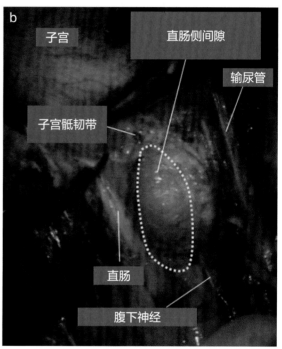

图4.10 Okabayashi 直肠侧间隙

4.2.9　进一步打开直肠侧间隙

Okabayashi 直肠侧间隙非常靠近直肠，因此，在打开这个间隙的过程中，通常需要将腹下神经分离，并将间隙一直扩展到 Latzko 直肠侧间隙。完全打开后的直肠侧间隙的边界包括直肠侧壁（子宫侧）、髂内血管（盆腔侧）、骶骨（头端）和主韧带（腹股沟侧）的血管与结缔组织。从该间隙内一直到盆腔底部都被疏松的结缔组织充满。这个间隙也可以用手指沿着盆腔轴的方向插入直肠和髂内动脉 / 静脉之间来打开。

图 4.11 为进一步打开直肠侧间隙。

图4.11　进一步打开直肠侧间隙

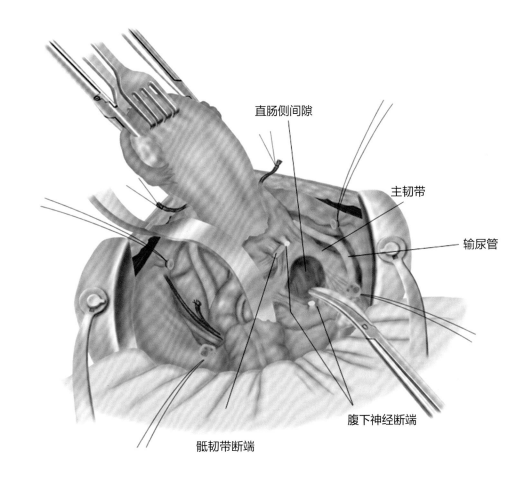

直肠侧间隙

主韧带

输尿管

腹下神经断端

骶韧带断端

4.2.10　打开膀胱侧间隙及分离主韧带基底部的结缔组织

在分离闭锁脐动脉和髂外静脉之间的结缔组织直到距离耻骨 2~3cm 处时，会出现网状的松散结缔组织结构。分离这层疏松的结缔组织直到盆腔底部。这就是膀胱侧间隙，其边界包括闭锁脐动脉（膀胱侧）、膀胱/阴道壁（子宫侧）、髂外静脉（腹股沟侧）、耻骨（脚端）和主韧带结缔组织（头端）。主韧带最背侧的部分由疏松的结缔组织构成。用剪刀穿过主韧带背侧，可将膀胱侧间隙和直肠侧间隙连通。

打开膀胱侧间隙及分离主韧带基底部的结缔组织相关的示例图见图 4.8、图 4.9、图 4.12。

图 4.12　打开膀胱侧间隙及分离主韧带底部的结缔组织

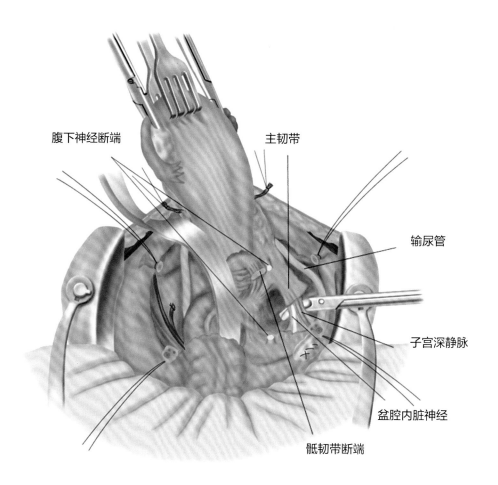

腹下神经断端

主韧带

输尿管

子宫深静脉

盆腔内脏神经

骶韧带断端

4.2.11　钳夹主韧带

分离主韧带的结缔组织，使其尽可能薄一些。子宫深静脉和盆腔内脏神经通常就位于主韧带内。用一把长钳于靠近盆腔侧壁处钳夹主韧带（见接下来的"注意事项"），用另一把长钳夹于主韧带靠近子宫的一侧。

图 4.13 为钳夹主韧带。

图4.13　钳夹主韧带

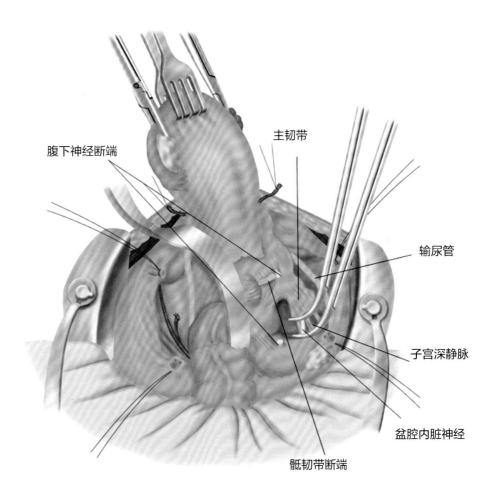

腹下神经断端

主韧带

输尿管

子宫深静脉

盆腔内脏神经

骶韧带断端

【注意事项】

　　"盆腔侧壁"这个术语非常容易被混淆。从外科解剖来说它是指子宫深静脉汇入髂内静脉的引流部位。用原 Okabayashi 术式处理主韧带时通常将子宫深静脉和盆腔内脏神经一起钳夹。但是，在钳夹时不宜太靠近盆腔侧壁，否则有可能同时夹住髂内静脉以及汇入的子宫深静脉。紧贴盆壁离断主韧带可能损伤髂内静脉，从而导致大出血，且难以止血。为了避免这种情况，最好先做盆腔淋巴结清扫术，这样主韧带的基底部就会变得清晰，而子宫深静脉汇入髂内静脉的结构也会暴露得更清楚（图 4.14）。

图 4.14　盆腔侧壁的外科解剖是指子宫深静脉汇入髂内静脉的部位

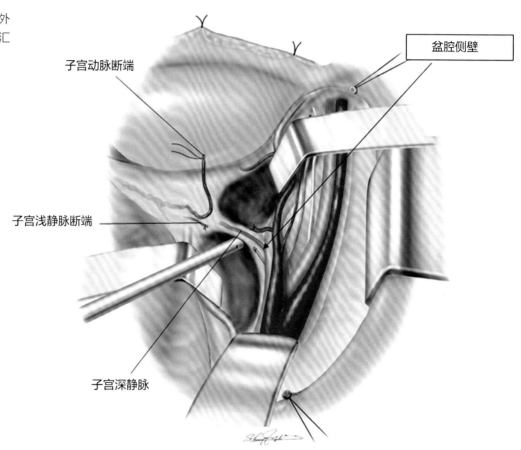

子宫动脉断端

盆腔侧壁

子宫浅静脉断端

子宫深静脉

4.2.12 分离主韧带

在两把钳子之间切开主韧带基底部，切的过程中尽量靠近盆壁侧的钳子。缝扎盆腔侧主韧带的断端，继续钳夹子宫侧主韧带断端以方便指示。按照 Okabayashi 的描述，此时可以看到盆底的肌肉以及裸露的直肠。（注：分开的主韧带通常包含子宫浅静脉、子宫深静脉和盆腔内脏神经。）

图 4.15 为分离主韧带。

图 4.15 分离主韧带

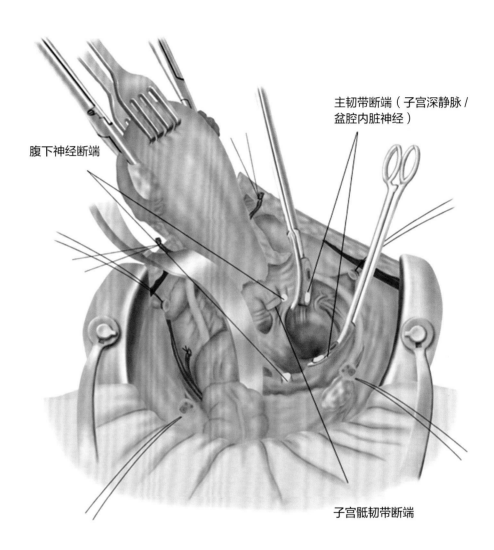

腹下神经断端

主韧带断端（子宫深静脉 / 盆腔内脏神经）

子宫骶韧带断端

4.2.13 对侧采用相同的步骤

采用同样的步骤 4.2.6~4.2.12 在另一侧进行。

4.2.14 分离膀胱和子宫之间的反折腹膜

为了伸展膀胱反折腹膜，需将子宫拉向头端。用镊子提起膀胱反折腹膜。在膀胱反折腹膜皱褶下1~2cm处，用剪刀可以很容易地从宫颈腹侧分离腹膜，而不会损伤膀胱。分离时太靠近膀胱或宫颈都可能导致出血。

图 4.16 为分离膀胱和子宫之间的腹膜。

图4.16 分离膀胱和子宫之间的腹膜

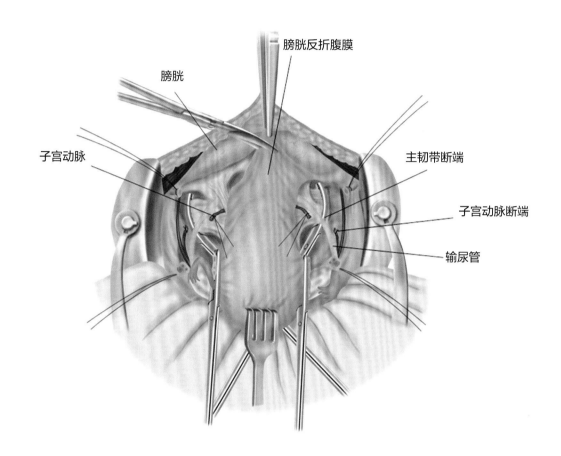

4.2.15　分离膀胱与宫颈筋膜腹侧之间（膀胱宫颈间隙）的结缔组织

通过提拉反折腹膜，将膀胱上下移动，在膀胱后壁和宫颈前壁正中间会形成疏松的结缔组织的间隙。将剪刀紧贴宫颈部筋膜，沿间隙向下推，能轻易地将膀胱从宫颈 / 阴道上段筋膜分离。这时，膀

胱宫颈间隙的三角形结构以及位于宫颈两侧的膀胱宫颈韧带就显现出来了。

图 4.17 为分离膀胱与宫颈筋膜腹侧（膀胱宫颈间隙）的结缔组织。

图 4.17　分离膀胱与宫颈筋膜腹侧（膀胱宫颈间隙）的结缔组织

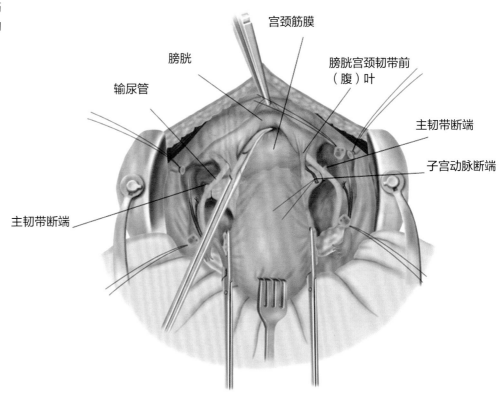

宫颈筋膜

膀胱

输尿管

膀胱宫颈韧带前（腹）叶

主韧带断端

子宫动脉断端

主韧带断端

4.2.16 分离膀胱宫颈韧带前（腹）叶（左侧）

将子宫向头端偏右侧提拉，用镊子提起子宫动脉的子宫侧断端，仔细分离输尿管与子宫动脉之间的结缔组织，就可以看到输尿管隧道的入口。用弯的剪刀，凹面向上，伸进隧道，将输尿管压向背侧。这个步骤可使输尿管隧道扩大，并使覆盖输尿管腹

侧的结缔组织从输尿管上分离。（注：如果这一步不能达到预期的效果，则应打开膀胱宫颈韧带前（腹）叶靠近三角区的结缔组织，输尿管就能够从膀胱宫颈韧带前（腹）叶靠近三角区位置游离出来。

图4.18为分离膀胱宫颈韧带前（腹）叶（左侧）。

图4.18 分离膀胱宫颈韧带前（腹）叶（左侧）

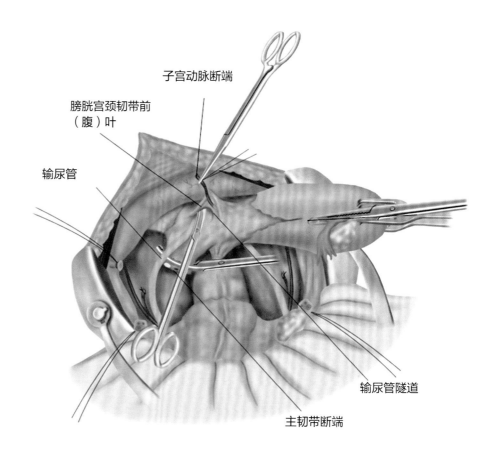

子宫动脉断端

膀胱宫颈韧带前（腹）叶

输尿管

输尿管隧道

主韧带断端

4.2.17　钳夹和切断膀胱宫颈韧带前（腹）叶

用剪刀挡开输尿管，在其上方用两把钳子沿着剪刀的方向夹持膀胱宫颈韧带前（腹）叶。在两把钳子中间切断韧带，将两侧断端分别予以缝扎。

图 4.19 为夹持并切开膀胱宫颈韧带前（腹）叶。

图 4.19　夹持并切开膀胱宫颈韧带前（腹）叶

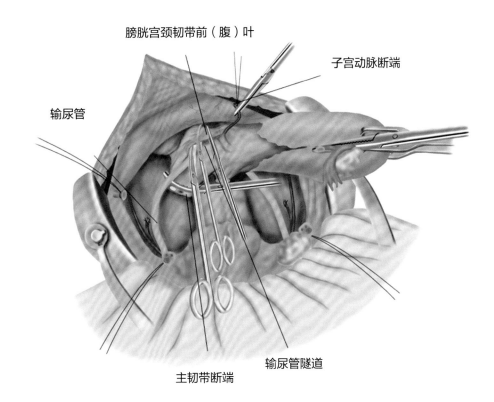

膀胱宫颈韧带前（腹）叶

子宫动脉断端

输尿管

输尿管隧道

主韧带断端

4.2.18　游离膀胱宫颈韧带后（背）叶并打开阴道旁间隙

分离膀胱宫颈韧带前（腹）叶中的结缔组织后，输尿管就完全游离至膀胱宫颈韧带后（背）叶连接处。然后，将输尿管从膀胱宫颈韧带后（背）叶表面分离并向下推移。至此，膀胱和输尿管就从宫颈／阴道上部完全游离。当然，在不同的情况下，其游离程度不尽相同，但应当达到距离肿瘤下界1.5~2.0cm 的更低处。用 L 形拉钩（膀胱拉钩）置于膀胱分离处的上方非常有助于将膀胱推开，再在膀胱宫颈韧带的后（背）叶上寻找一个 Okabayashi 所谓的"阴道旁间隙"，如图 4.20 所示。

图4.20　游离膀胱宫颈韧带后（背）叶并打开阴道旁间隙

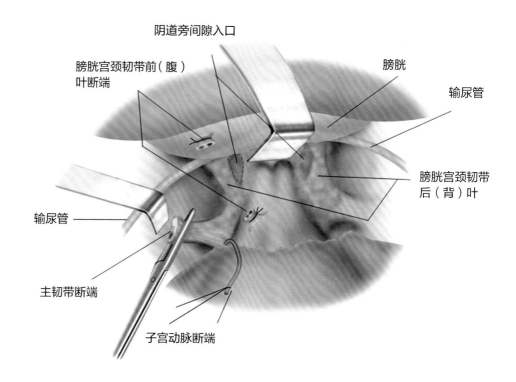

4.2.19　经阴道旁间隙分离膀胱宫颈韧带后（背）叶

将子宫向头端方向提拉，向侧方拉紧主韧带断端，并用 L 形牵开器（膀胱拉钩）将膀胱和输尿管向足侧方向提拉，使膀胱宫颈韧带后（背）叶结缔组织产生张力。在距离输尿管入口 2~3cm 水平处的膀胱宫颈韧带后（背）叶与阴道旁（阴道血管）之间有一个疏松的结缔组织区。用弯剪刀可以轻易地

伸入并撑开这个间隙，这就是阴道旁间隙。（注：如果剪刀没有正确地插入这个间隙，可能导致出血较多。）

图 4.21 为经阴道旁间隙游离膀胱宫颈韧带后（背）叶。

图 4.21　经阴道旁间隙游离膀胱宫颈韧带后（背）叶

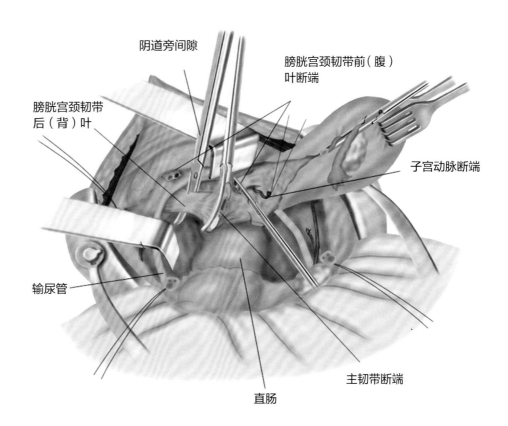

4.2.20 从阴道旁分离膀胱宫颈韧带后（背）叶

拉紧主韧带断端，在沿剪刀插入的部位置入两把长血管钳。一把位于膀胱侧，另一把位于膀胱宫颈韧带后（背）叶的子宫侧。然后，在两把长血管钳之间切断韧带并结扎断端。此时，膀胱宫颈韧带的后（背）叶就从阴道血管处（阴道旁）分离开，

并且膀胱与输尿管也从阴道壁完全游离。至此，通过分离阴道壁和膀胱之间的结缔组织，可以将输尿管及膀胱游离到任意的宽度。

图4.22为从阴道旁分离膀胱宫颈韧带后（背）叶。

图4.22 从阴道旁分离膀胱宫颈韧带后（背）叶

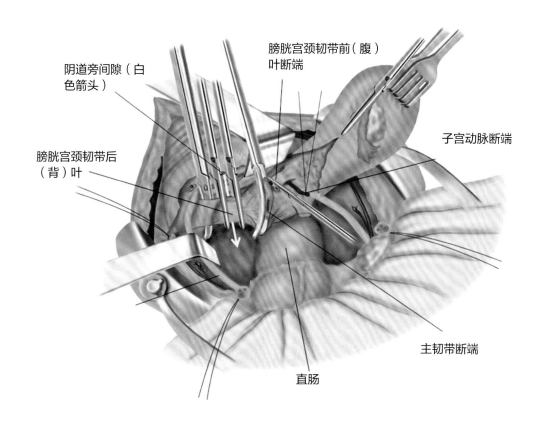

阴道旁间隙（白色箭头）

膀胱宫颈韧带前（腹）叶断端

膀胱宫颈韧带后（背）叶

子宫动脉断端

主韧带断端

直肠

4.2.21 对侧采用相同的步骤

对侧采用相同的步骤 4.2.14~4.2.20。

4.2.22　直肠阴道韧带的处理

切断双侧宫骶韧带后，阴道和直肠之间只有一些结缔组织存留。将子宫拉至腹侧 / 耻骨侧，用手将直肠轻轻提向头端，此时，直肠与阴道两侧的结缔组织束便清晰可见，这就是直肠阴道韧带。Okabayashi 主张结扎和分离直肠阴道韧带，并建议将其缝扎，如图 4.23 所示。然而，如果使用能量器械，比如单极或双极电凝，通常可以直接分离直肠阴道韧带，而不必将其缝扎。通过分离直肠阴道韧带，阴道后壁就会完全游离，从而可以根据术者的需要来切除相应长度的阴道。

图 4.23　直肠阴道韧带的处理

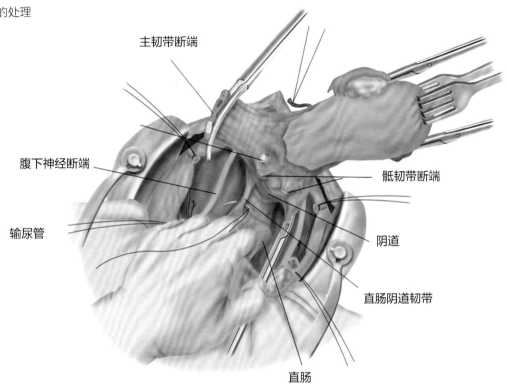

4.2.23 主韧带、子宫骶韧带和直肠阴道韧带的双侧断端剖视图

图 4.24 显示的是自头端方向的盆腔手术野，展示了两侧主韧带、骶韧带（包括腹下神经）以及直肠阴道韧带的断端。此时，子宫只是与两侧的阴道血管（阴道旁）以及阴道壁相连。下一步就是结扎并分离阴道旁。

图4.24 两侧主韧带、骶韧带以及直肠阴道韧带的断端

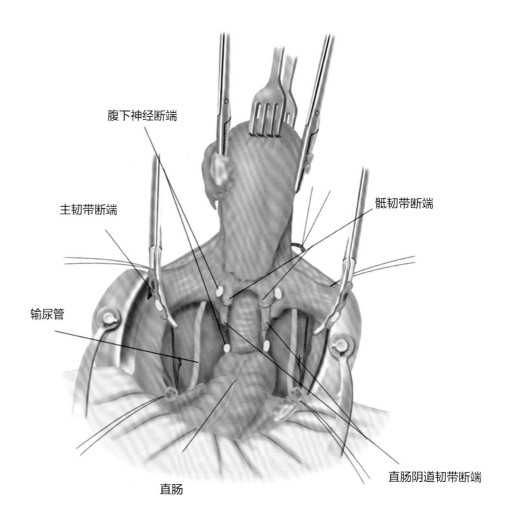

腹下神经断端

主韧带断端

骶韧带断端

输尿管

直肠阴道韧带断端

直肠

4.2.24　阴道旁的结扎和切断

当子宫及其周围组织，包括主韧带和膀胱宫颈韧带在内的处理完毕时，只有阴道侧方的组织（阴道旁）仍与阴道相连，并已为切断做好准备。结扎并分离阴道旁，直至我们希望切断阴道的位置。

图 4.25 为结扎和切断阴道旁。

图4.25　结扎和切断阴道旁

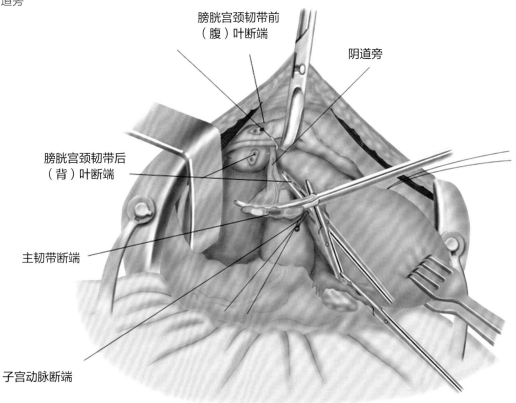

膀胱宫颈韧带前（腹）叶断端

阴道旁

膀胱宫颈韧带后（背）叶断端

主韧带断端

子宫动脉断端

4.2.24.1　切开阴道并切除子宫

　　游离阴道后，子宫就只与阴道壁相连。用帕奎林电凝器（Paquelin cautery，Okabayashi 最初的描述）或单极电凝切开阴道。然后，将一块纱布塞入打开的阴道，以去除子宫内的分泌物。用碘酊涂在阴道的内侧壁上，然后环形切开阴道壁。用钳子夹住阴道壁切缘出血处，给予缝合止血。缝合阴道残端的前后壁。

　　图 4.26 为切开阴道并切除子宫。

图 4.26　切开阴道并切除子宫

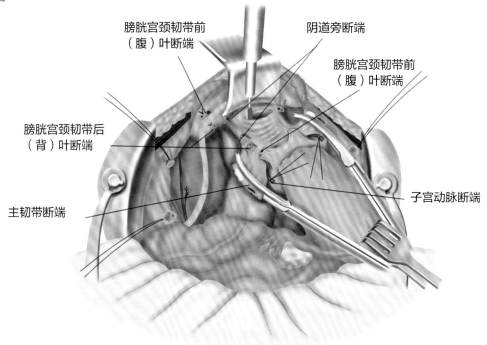

4.2.25　完成子宫切除、淋巴结切除及关闭腹腔后的盆腔视图

Okabayashi 通常在子宫切除后进行盆腔淋巴结切除术。然而，淋巴结切除术的过程在他的图谱中并没有被清晰地描述。在原 Okabayashi 广泛性子宫切除术的图谱中，只展示了切断阴道后的盆腔视野（图4.27）。关于盆腔淋巴结切除术的细节，读者

可以参考第 6 章所述的盆腔淋巴结切除术。

腹部的腹膜和筋膜关闭后，行间断皮肤缝合。然后放置窥阴器，取出阴道内的纱布并检查阴道残端的缝合情况。至此，手术结束。

图 4.27　子宫切除和淋巴结切除后的盆腔视图

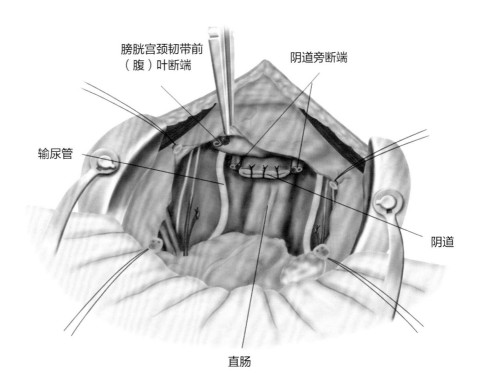

膀胱宫颈韧带前（腹）叶断端

阴道旁断端

输尿管

阴道

直肠

Okabayashi 宫颈癌根治术新论

5.1　膀胱宫颈韧带后（背）叶与阴道旁组织之间的阴道旁间隙的解剖阐释

　　Okabayashi 发现在宫颈旁的组织中有一个疏松的结缔组织间隙。这个间隙被命名为 Okabayashi 阴道旁间隙（图 5.1a，b）。当用剪刀打开这个间隙后，宫颈旁组织就分成了膀胱宫颈韧带的后（背）叶以及阴道血管（阴道旁）。

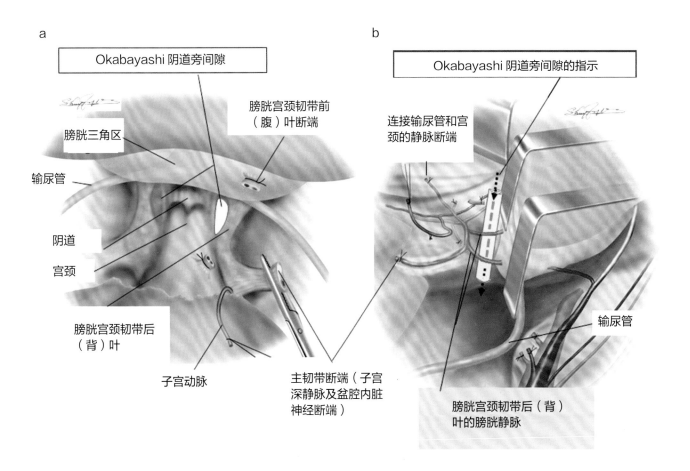

图 5.1　Okabayashi 阴道旁间隙的解剖位置。（a）膀胱宫颈韧带后（背）叶上的 Okabayashi 阴道旁间隙解剖入口（被蓝线包围的黄色区域）。（b）在膀胱宫颈韧带后（背）叶的骨骼化视图中，从侧方看宫颈，阴道旁间隙的位置由一条带有两个黑色箭头的黄色带标注

　　最近，我们对膀胱宫颈韧带后（背）叶的解剖做了进一步的阐释，膀胱背侧至少有 2~3 条静脉经膀胱宫颈韧带后叶流入主韧带的子宫深静脉(图 5.1b 和图 5.2a，b)。

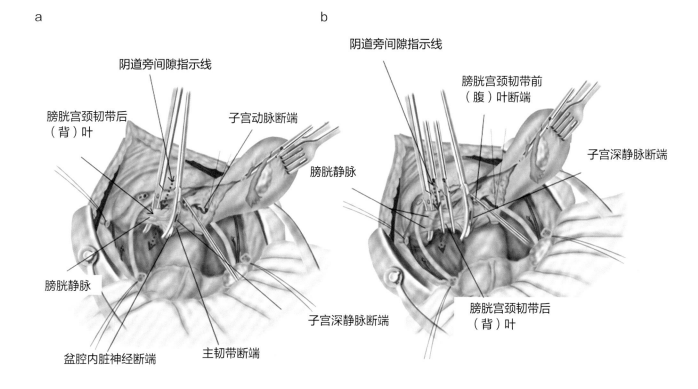

a

b

阴道旁间隙指示线

膀胱宫颈韧带后（背）叶

子宫动脉断端

膀胱静脉

膀胱静脉

盆腔内脏神经断端

主韧带断端

子宫深静脉断端

阴道旁间隙指示线

膀胱宫颈韧带前（腹）叶断端

子宫深静脉断端

膀胱宫颈韧带后（背）叶

图 5.2　膀胱宫颈韧带后(背)叶静脉血管侧视图。(a) 用剪刀探入 Okabayashi 间隙，两条虚线箭头表示探入的方向。(b) 用两把 Kocher 钳，穿过 Okabayashi 阴道旁间隙钳夹膀胱宫颈韧带的后（背）叶

　　膀胱宫颈韧带后（背）叶的游离和切断使得膀胱与输尿管完全脱离宫颈及阴道壁（阴道静脉也流入子宫深静脉），就好像打开书后书中的图片展现出来的模式一般（图 5.3a，b）。

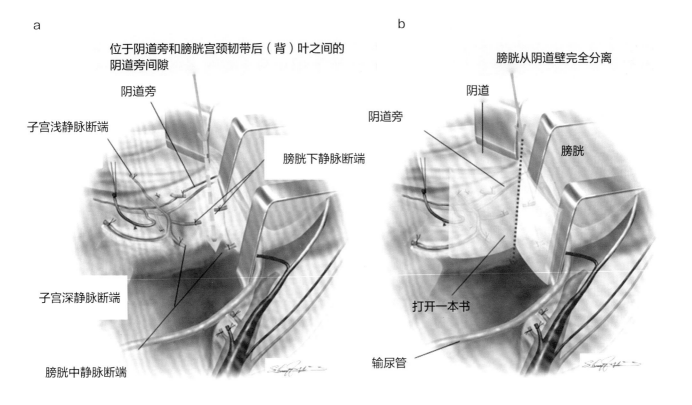

图 5.3　膀胱宫颈韧带后（背）叶分离后的样子。（a）膀胱宫颈韧带后（背）叶血管与阴道旁血管之间的关系（黄色虚线表示阴道旁间隙的方向）。（b）膀胱和输尿管与阴道及阴道旁的关系。就像我们翻开一本书，膀胱及输尿管可以完全和阴道及阴道旁分离

　　然后，通过分离膀胱三角区与阴道壁，我们可以选择阴道切除的长度。因此，外科医生可以选择任意位置对阴道血管（阴道旁）单独进行断扎（图

5.4a）。在切除子宫的同时切除足够长的阴道以适应疾病治疗的需要（图 5.4b）。

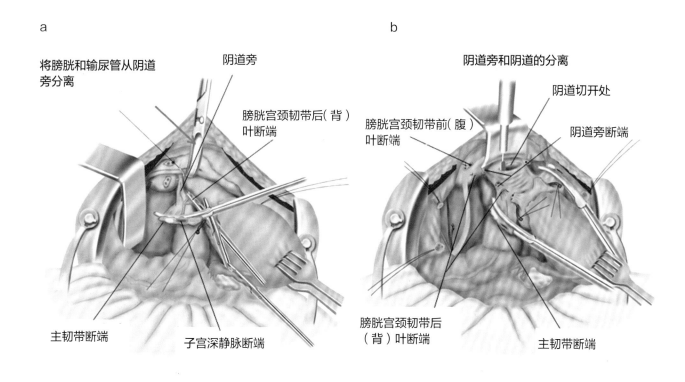

图 5.4　处理阴道旁以及切开阴道壁。（a）阴道血管（阴道旁）与子宫深静脉（主韧带）相连。结扎阴道旁。（b）通过分离阴道旁的血管，子宫仅和阴道相连。对于阴道切开的位置，需要保证切除足够长的阴道

5.2　膀胱宫颈韧带后（背）叶的解剖学的阐释

Okabayashi 广泛性子宫切除术的一个新的观点是对膀胱宫颈韧带后（背）叶及阴道旁单独进行游离和切断。在 Wertheim 或 Meigs 手术中（Piver 等的 III 型），膀胱宫颈韧带的后（背）叶和带有阴道血管（阴道旁）的宫旁组织被视为一个整体进行处理，称之为宫颈旁。在切除子宫及阴道的过程中，其他类型的广泛性子宫切除术都必须将来自膀胱和阴道的静脉作为一个整体进行分离（图 5.5a，b），只有 Okabayashi 式式将膀胱静脉从阴道血管中分离出来，并能根据需要选择切除阴道的长度（图 5.5c）。这是 Okabayashi 广泛性子宫切除术中最复杂的部分。

通过该术式，我们学到了以下的解剖学原理。

1. 来自膀胱的静脉在膀胱宫颈韧带的后（背）叶中走行，并汇入子宫主韧带的深静脉。

2. 来自阴道壁的静脉与阴道壁走向平行，汇入子宫主韧带的深静脉。

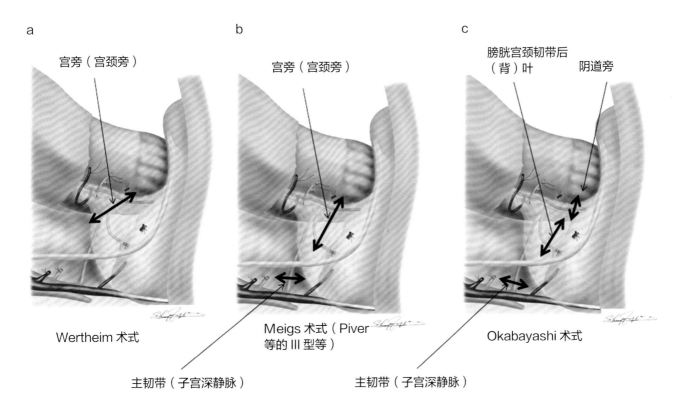

图5.5　3种不同的广泛性子宫切除术，即Wertheim术式（a）、Meigs术式（Piver等的 III型）（b）以及Okabayashi术式（c）中宫颈旁的切割线（双向箭头提示）

广泛性子宫切除术及盆腔淋巴结清扫术的分步骤解析（不保留神经）

第 **6** 章

6.1 广泛性子宫切除术的分步骤手术过程

6.1.1 打开腹腔

6.1.2 暴露盆腔

6.1.3 肉眼观察及用手探查以评估病灶的传播程度及手术的可切除性

6.1.4 牵拉子宫

用长的Kocher钳紧贴子宫体的两侧，钳夹住双侧圆韧带及输卵管。将Kocher钳向上提起牵拉子宫（图6.1）。

图6.1 用两把长的Kocher钳牵拉子宫

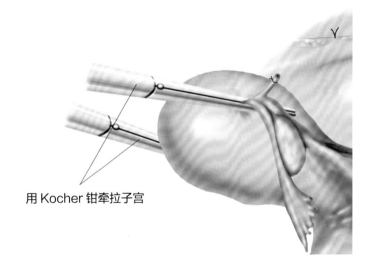

用Kocher钳牵拉子宫

6.1.5 圆韧带的结扎与分离

将子宫向头端偏左方向牵拉，使右侧子宫圆韧带绷紧。提起圆韧带，将结扎线穿过圆韧带下方的阔韧带，分别紧贴子宫侧及腹股沟侧来结扎圆韧带，在两结扎点之间将其切断。然后，分别向膀胱以及

沿髂血管朝头端方向打开阔韧带前叶，以暴露阔韧带中的疏松的结缔组织（腹膜后结缔组织）。

图6.2 为圆韧带的结扎及切开阔韧带腹膜的方向（蓝色箭头）。

图6.2 圆韧带的结扎及切开阔韧带腹膜的方向（蓝色箭头）

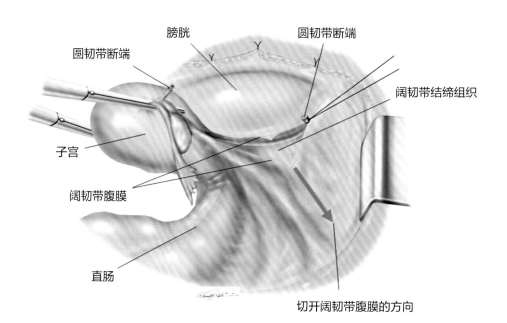

6.1.6　切断并结扎卵巢悬韧带（卵巢血管）

将子宫牵拉至左侧，用长库克钳钳夹子宫侧的卵巢固有韧带及输卵管。双重结扎并离断卵巢悬韧带（卵巢血管）（如需保留卵巢和输卵管，应先将卵巢侧的固有韧带和输卵管结扎，再在 Kocher 钳和结扎点之间进行离断）。

图6.3 为卵巢悬韧带（卵巢血管）的结扎和离断。阔韧带下方的腹膜后间隙被充分打开。

图6.3 卵巢悬韧带（卵巢血管）的结扎和离断。阔韧带下方的腹膜后间隙被充分打开

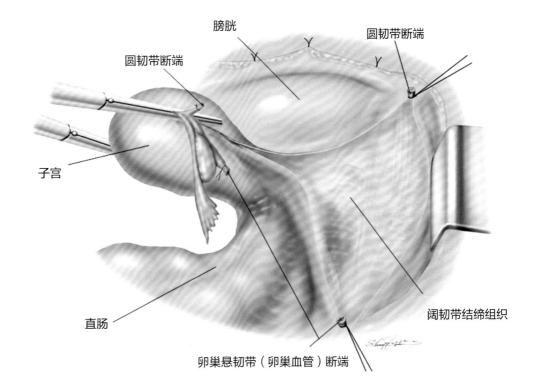

膀胱

圆韧带断端

圆韧带断端

子宫

直肠

阔韧带结缔组织

卵巢悬韧带（卵巢血管）断端

6.1.7　确认输尿管

通常，在卵巢悬韧带断端背侧的疏松的结缔组织内，可见一长管状的结构向膀胱方向走行。轻触可刺激其蠕动，这是输尿管的一个特征。也可用拇指和中指稍用力捏该管状结构使其从指尖滑出，可产生一种"清脆"的声响，这也是输尿管的特征（图6.4）。

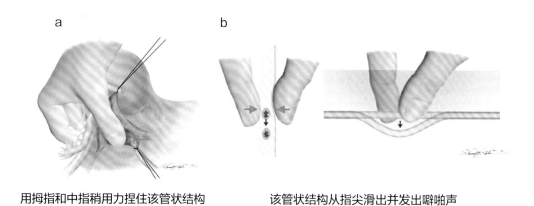

用拇指和中指稍用力捏住该管状结构　　　　　　　该管状结构从指尖滑出并发出噼啪声

图6.4　用拇指和中指感觉与确认输尿管。（a）用拇指和中指捏住阔韧带的结缔组织，感受其中的管状结构。（b）用两根手指稍用力捏该管状结构，使其从手指间滑出，产生一种"清脆"的声响

6.1.8　游离输尿管

将沿阔韧带后叶走行的输尿管与腹膜后结缔组织分离。有两处比较容易分离输尿管与周围结缔组织的地方：一处在头端，位于髂总动脉水平；另一处在脚端，位于输尿管穿过子宫动脉的位置。

图 6.5 为游离输尿管。将输尿管从直肠旁阔韧带腹膜下方的疏松结缔组织中分离出来。

图6.5　游离输尿管。将输尿管从直肠旁阔韧带腹膜下方的疏松结缔组织中分离出来

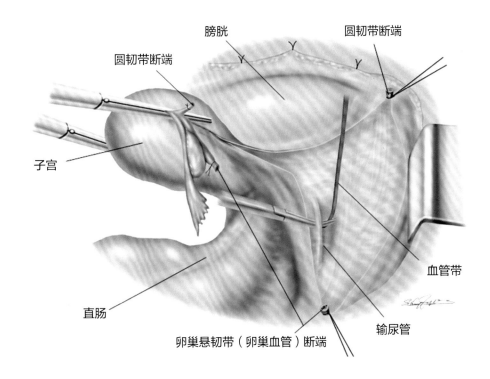

6.1.9　应用血管带作为输尿管的标记物

应用血管带作为已游离的输尿管的标记物。在广泛性子宫切除术中应用标记物对输尿管进行持续定位是非常重要的。因为在手术过程中，由于失误导致切断或损伤输尿管的情况比比皆是。用血管带进行标记有助于减少输尿管的损伤。

图6.6为应用血管带作为输尿管的标记。

图6.6　应用血管带作为输尿管的标记

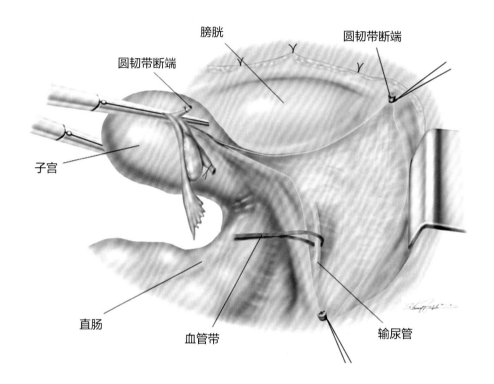

6.1.10　打开直肠侧间隙

　　打开后腹膜和髂内动脉 / 静脉之间的间隙，沿着骨盆轴朝盆底方向将直肠和髂内动脉 / 静脉之间的疏松的结缔组织分离开，这个区域就是直肠侧间隙（Latzko 直肠侧间隙）。

　　图 6.7 为打开 Latzko 直肠侧间隙。

图6.7　打 开 Latzko 直肠侧间隙

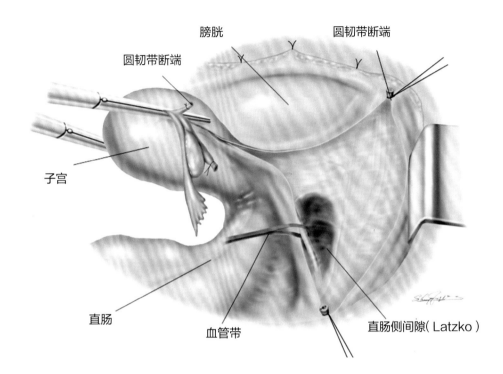

6.1.11　直肠侧间隙的定义

直肠侧间隙由直肠侧壁（子宫侧）、髂内血管（盆腔侧壁）、骶骨（头端）以及主韧带的结缔组织和血管（腹股沟侧）环绕而成。从直肠侧间隙内一直到盆底都充满了疏松的结缔组织。可以通过将手指插入直肠和髂内动脉／静脉之间的疏松的结缔组织

打开直肠侧间隙，手指方向应与骨盆轴方向一致。当髂内动脉和输尿管之间的疏松的结缔组织被打开后，就形成一个间隙，称为 *Latzko 直肠侧间隙*。

图 6.8 为直肠侧间隙的定义。图 6.9 为 Okabayashi 直肠侧间隙的解剖位置。

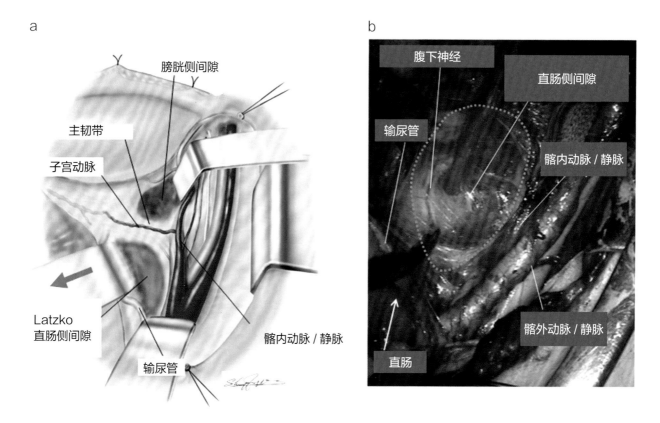

图6.8　直肠侧间隙的定义。（a）膀胱侧间隙、主韧带和直肠侧间隙（Latzko）之间的关系。（b）将直肠侧壁及输尿管和髂内动脉／静脉之间的直肠侧间隙打开后的手术照片。在直肠侧间隙的直肠侧壁上，可看到腹下神经，并有一根小血管与其伴行

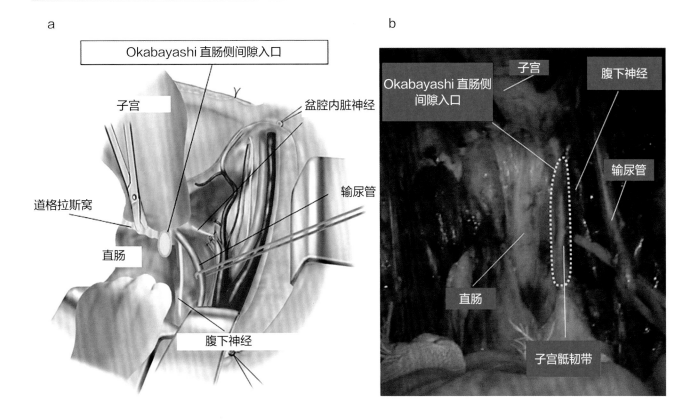

图6.9　Okabayashi直肠侧间隙的解剖位置。（a）图中子宫骶韧带上黄色实心橙色椭圆形标记就是Okabayashi直肠侧间隙的入口。（b）术中拍摄的Okabayashi直肠侧间隙，正好位于直肠侧壁和含有输尿管及腹下神经的结缔组织平面之间。该结缔组织平面位于Okabayashi直肠侧间隙和Latzko直肠侧间隙之间

　　与Latzko做法不同的是，Okabayashi通过游离子宫骶韧带来打开直肠侧间隙，且通常需要分离腹下神经。因此，在将游离的输尿管拉向骨盆侧壁时（图6.9a，b），会发现Okabayashi直肠侧间隙更靠近直肠侧壁。为了增加子宫的活动性，Okabayashi倾向于从宫骶韧带处打开间隙。在Latzko和Okabayashi直肠侧间隙之间，可见到与输尿管平行的腹下神经，如图6.8b所示。为了将Okabayashi直肠侧间隙向Latzko直肠侧间隙延伸，需要分离腹下神经，这反倒增加了子宫的活动性。

6.1.12 输尿管和腹下神经位于同一结缔组织平面

如术中照片所示（图6.10a，b），若将Okabayashi直肠侧间隙和Latzko直肠侧间隙分别打开，两者之间就会形成包含输尿管的结缔组织平面。腹下神经在输尿管背侧2~4cm的同一平面处。通常情况下，输尿管此时已与周围的结缔组织分离。

分离腹下神经与结缔组织平面可使Okabayashi直肠侧间隙延伸至Latzko直肠侧间隙。扩展后的直肠侧间隙宽而深。*当实施不保留神经的广泛性子宫切除术时，无需打开Okabayashi直肠侧间隙，仅打开Latzko直肠侧间隙就已经足够了。*

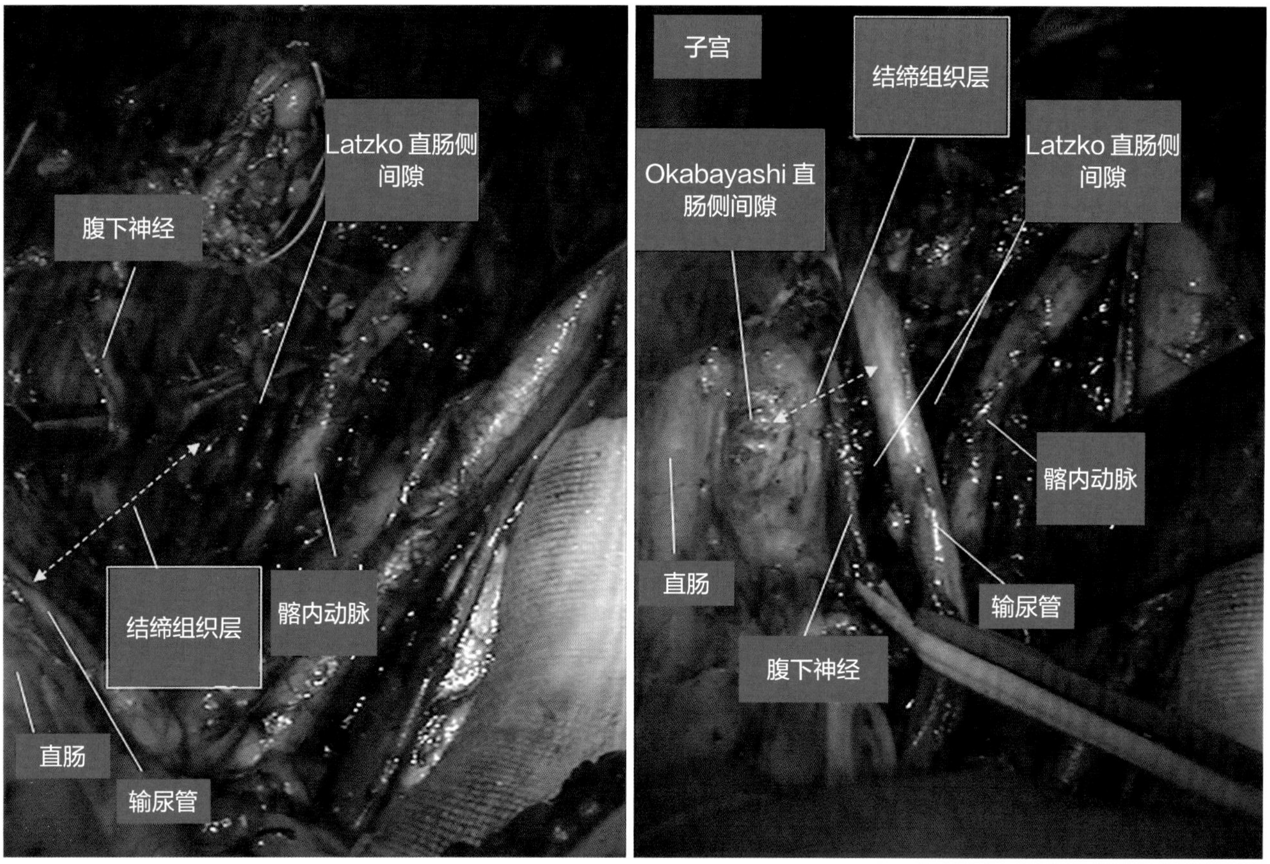

图6.10 Okabayashi直肠侧间隙和Latzko直肠侧间隙的解剖关系。（a）在Latzko直肠侧间隙的直肠侧壁，可见输尿管和腹下神经位于同一结缔组织平面（用双向箭头虚线表示）。（b）Okabayashi直肠侧间隙要从直肠与输尿管和腹下神经所在结缔组织平面之间的内侧打开，相当于Latzko直肠侧间隙靠近直肠侧壁的部分

6.1.13　打开道格拉斯窝直肠反折腹膜

将子宫朝耻骨弓方向提起，用手将直肠及其腹膜向头端牵拉。使直肠和子宫间的腹膜从道格拉斯窝底部被提起。在提起的腹膜上做一切口，并用剪刀沿着宫颈背侧进一步切开，使两侧阔韧带的腹膜后间隙相连。

图 6.11 为分离道格拉斯窝腹膜。

图6.11　分离道格拉斯窝腹膜

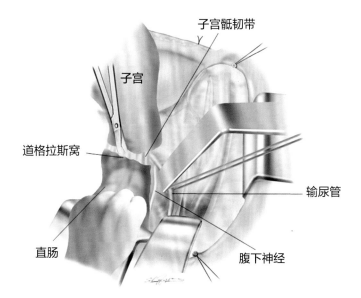

6.1.14 膀胱反折腹膜的分离

用剪刀在膀胱反折腹膜反折处下方 1~2cm 沿宫颈腹侧横向切开腹膜，此处的腹膜易于分离且不会损伤膀胱。

图 6.12 为膀胱反折腹膜的分离。

图6.12 膀胱反折腹膜的分离

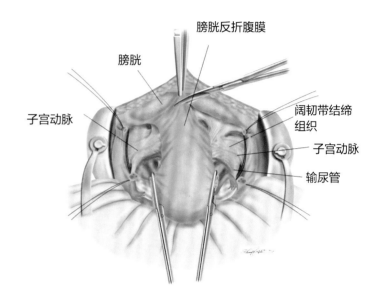

6.2 盆腔淋巴结的清扫

6.2.1 盆腔淋巴结

盆腔的主要淋巴结如图 6.13 所示。通常，我们从腹股沟深区开始清扫，一直到髂总区。假如在盆腔淋巴结中发现阳性淋巴结，则需在腹主动脉分叉以上进行腹主动脉旁淋巴结切除术，上界需至肠系膜下动脉根部或肾静脉水平。

图6.13 盆腔淋巴结

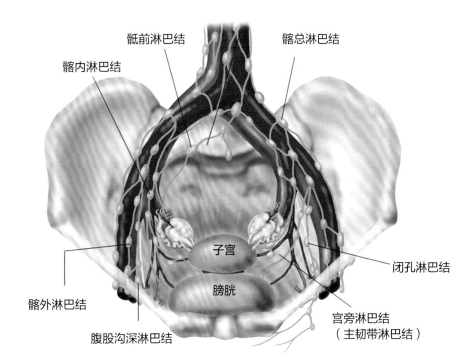

6.2.2　暴露腹股沟深区脂肪和淋巴组织

如图 6.14a 所示，髂外 / 髂内 / 髂总血管附近的脂肪和淋巴组织位于盆腔腹膜后的间隙。用拉钩在腹股沟侧的腹壁上，将切开的腹壁和圆韧带断端拉开。然后将拉钩向脚端牵拉，以暴露腹股沟深区的脂肪和淋巴组织。图 6.14b 所示为盆腔腹膜后结构

在如图 6.14a 所示双向箭头水平的横截面图。图 6.14b 中的虚线箭头所示为结缔组织与髂腰肌的分离点。在后面的淋巴结切除术横断面图示中，虚线箭头表示结缔组织与肌肉、血管或神经的分离线。

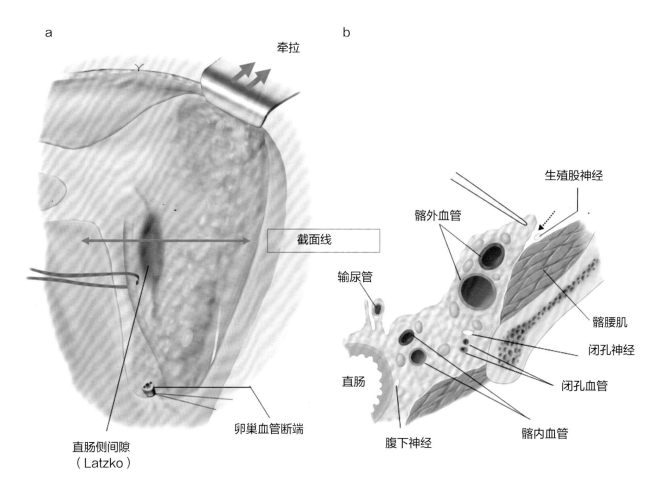

图6.14　暴露腹股沟深区脂肪和淋巴组织。（a）暴露的阔韧带腹膜后脂肪组织。（b）盆腔腹膜后结构在图6.14a所示的双向箭头（截面线）水平上的横断面图。虚线箭头所示的为结缔组织与髂腰肌的分离点

6.2.3　髂腰肌的暴露

用拉钩将切开的腹壁向侧方牵拉以暴露腹股沟深直到髂总动脉的区域，并显露髂腰肌的腹侧面。将结缔组织和脂肪组织从髂腰肌表面向髂外动脉腹侧表面剥离（图 6.15）。可看见生殖股神经平行于髂外动脉走行。通常，生殖股神经在术中被保留。图 6.15 中的虚线箭头表示髂外动脉上脂肪和淋巴组织分离的方向。

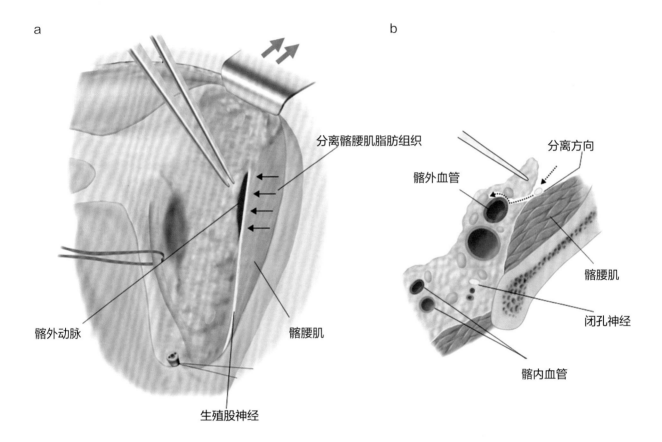

a

分离髂腰肌脂肪组织

髂外动脉

髂腰肌

生殖股神经

b

分离方向

髂外血管

髂腰肌

闭孔神经

髂内血管

图 6.15　髂腰肌的暴露。（a）髂腰肌上的四个箭头表示脂肪和淋巴组织向髂外动脉分离的方向。（b）两个虚线箭头表示脂肪和淋巴组织向髂外动脉分离的方向

6.2.4 将腹股沟深淋巴结从髂外动脉腹侧面分离

牵拉腹股沟深区的腹壁（图 6.16a 中的箭头）以暴露该区域的脂肪组织。提起髂外动脉上的脂肪组织，将包括腹股沟区淋巴结在内的脂肪组织从髂外动脉腹侧分离。在腹股沟深区，旋髂深静脉通常会横跨髂外动脉。避开旋髂深静脉，将所有含淋巴结的脂肪组织从髂外动脉表面剥离。图 6.16b 中的虚线箭头表示分离的方向，朝该方向一直分离到髂外静脉腹侧面。注意避开旋髂深静脉，切除所有含淋巴结的脂肪组织。

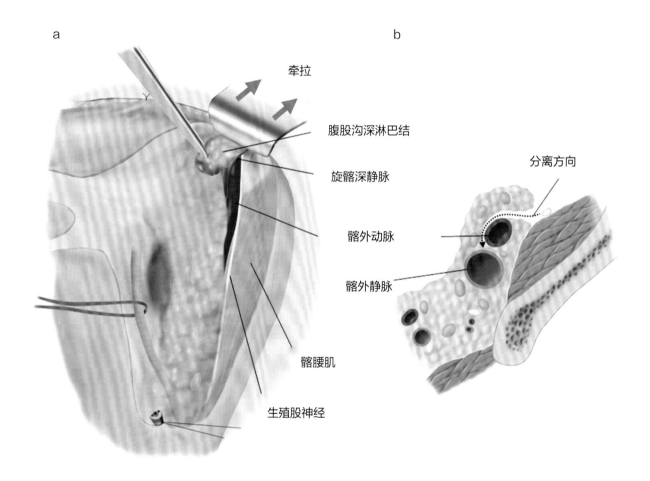

图6.16 将腹股沟深淋巴结从髂外动脉腹侧面分离。（a）通过牵拉腹股沟深区的腹壁（箭头所示），将含淋巴结的脂肪组织从髂外动脉腹侧面分离。（b）虚线箭头所示的为脂肪组织的分离方向，一直延伸至髂外动脉腹侧面

6.2.5　膀胱侧间隙的初步形成

在距离耻骨 2~3cm 处分离闭锁脐动脉和髂外静脉，可以看到蛛网状的疏松的结缔组织，也就是膀胱侧间隙的入口。膀胱侧间隙由闭锁脐动脉（膀胱侧）、直肠 / 阴道壁（直肠侧）、髂外静脉（腹股沟侧）、耻骨（脚端）、主韧带的结缔组织（头端）、盆底（背

侧）环绕而成。在靠近盆底处，可见一条黄白色条索状物从闭孔延伸，即闭孔神经。闭孔神经一直可以沿着髂外静脉背侧走行，直至髂总静脉的外侧。

图 6.17 为膀胱侧间隙的初步形成。

图6.17　膀胱侧间隙的初步形成

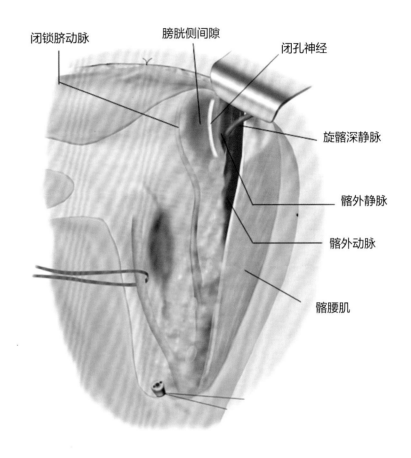

闭锁脐动脉　膀胱侧间隙　闭孔神经

旋髂深静脉

髂外静脉

髂外动脉

髂腰肌

6.2.6 分离髂外动脉和髂腰肌间的结缔组织

如图6.18所示,用一个小的牵开器(血管拉钩)将髂外动脉向内侧牵拉,使髂外动脉与髂腰肌间的结缔组织产生张力,可有助于分离髂外动脉表面疏松的结缔组织鞘。这个过程使得髂外血管和髂腰肌之间的间隙被打开,从而可以沿着髂腰肌内侧面继续分离直至闭孔窝。

图6.18 分离髂外动脉和髂腰肌间的结缔组织

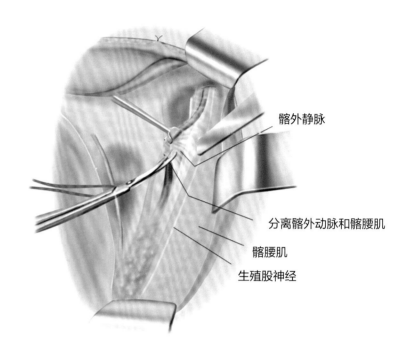

髂外静脉

分离髂外动脉和髂腰肌

髂腰肌

生殖股神经

6.2.7　分离髂外动静脉子宫侧的结缔组织

向着髂外动脉内侧继续分离至髂内静脉内侧鞘。图 6.19 为分离髂外动静脉子宫侧的结缔组织。

图6.19　分离髂外动静脉
子宫侧的结缔组织

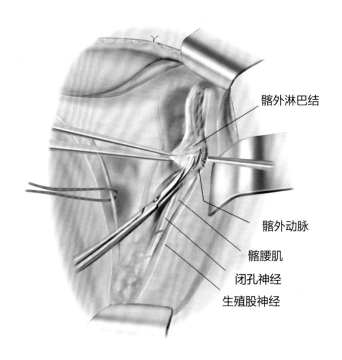

髂外淋巴结

髂外动脉

髂腰肌

闭孔神经

生殖股神经

6.2.8 切除子宫侧的髂外淋巴结

提起髂外淋巴结内侧组的脂肪组织，从髂外动静脉表面切除淋巴结。图 6.20b 中的虚线箭头表示分离方向。

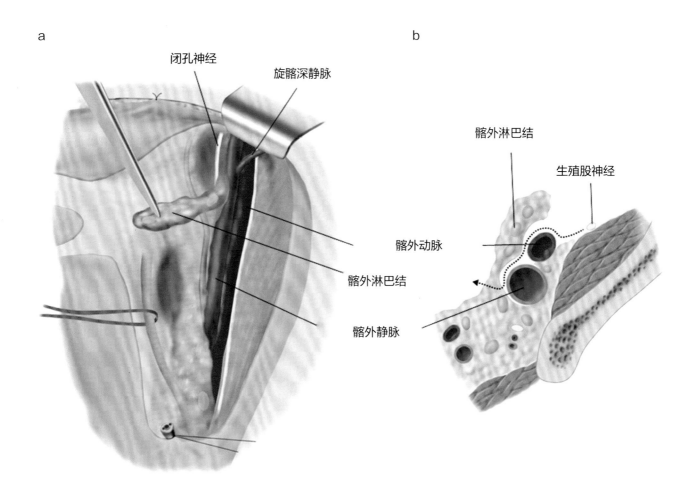

图6.20 切除子宫侧的髂外淋巴结。（a）提起髂外淋巴结内侧组的脂肪组织，从髂外动静脉开始切除淋巴结。（b）虚线箭头表示分离方向

6.2.9　朝盆底方向分离髂腰肌和髂外血管间的结缔组织

当分离完髂腰肌腹侧的淋巴脂肪组织后，提起髂外血管的淋巴脂肪组织，用剪刀沿髂腰肌内侧进行分离（图 6.21a）。剪刀需从背侧伸入闭孔窝，并且尽可能深达盆壁，如图 6.21b 虚线箭头所示。

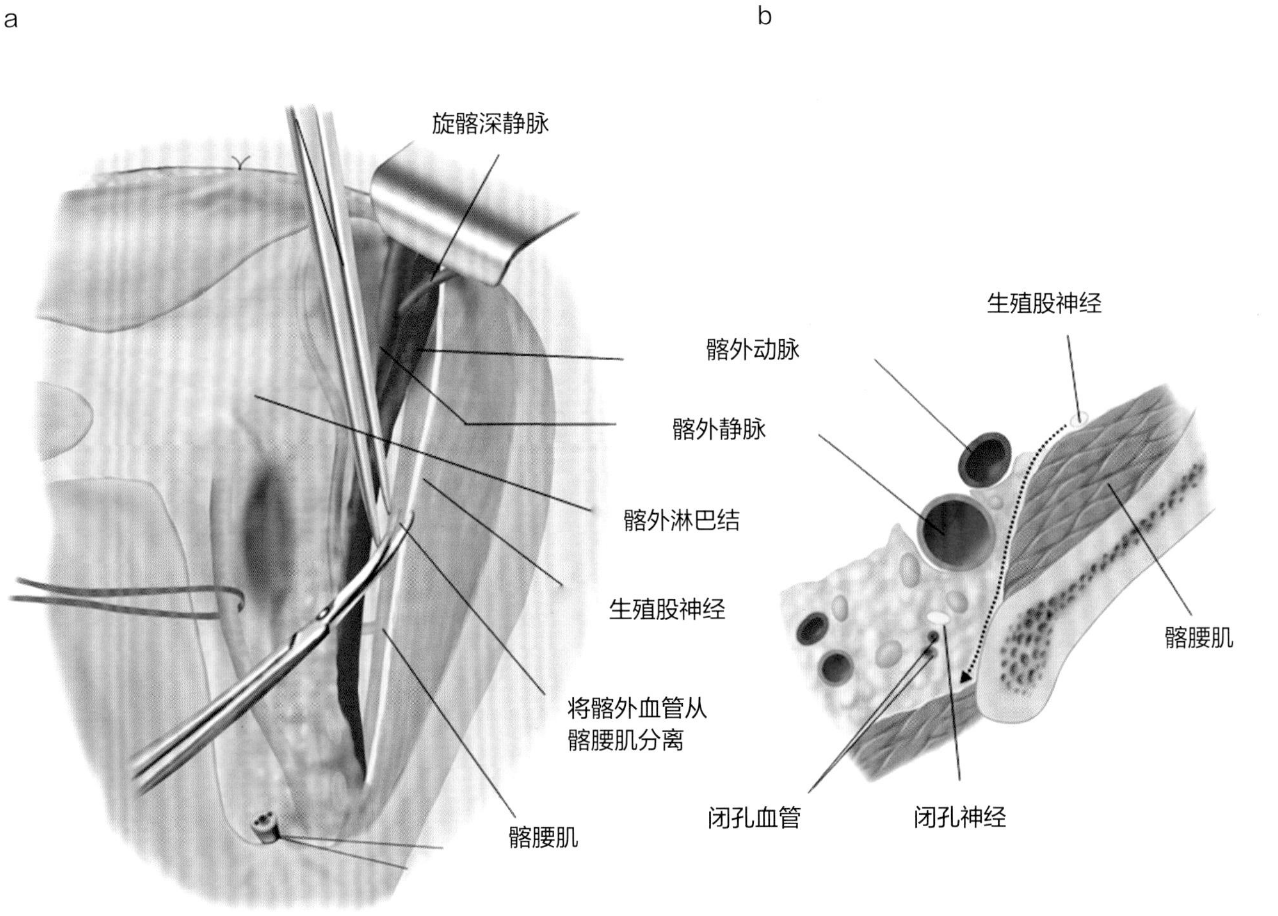

a

旋髂深静脉

髂外动脉

髂外静脉

生殖股神经

髂外淋巴结

生殖股神经

髂腰肌

将髂外血管从髂腰肌分离

髂腰肌

闭孔血管

闭孔神经

b

图 6.21　分离髂腰肌与髂外血管间的结缔组织。（a）提起髂外动脉的淋巴脂肪组织，用剪刀沿髂腰肌内侧进行分离。（b）虚线箭头表示剪刀从背侧进入闭孔窝，深至骨盆壁

6.2.10 切除髂外动脉淋巴结

用小牵开器将髂外动脉向内侧牵拉开，将髂外静脉表面的疏松的结缔组织鞘向背侧进行分离（图6.22a）。在这个过程中，需将包含髂外淋巴结和脂肪组织的结缔组织从髂外静脉上分离（图6.22b）。再将分离出来的淋巴脂肪组织向闭孔窝内侧牵拉或者直接切除。

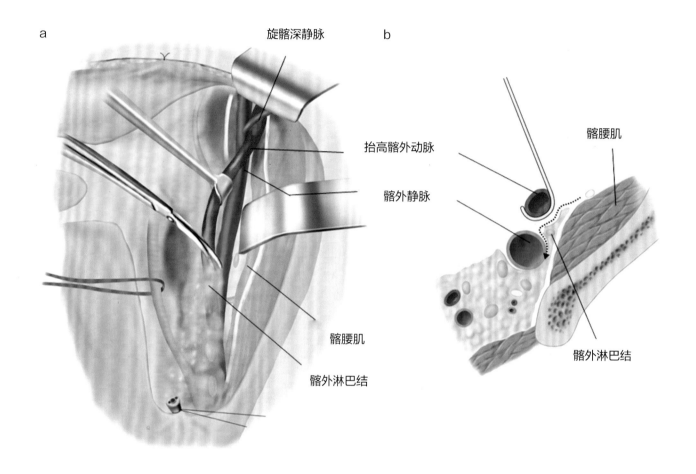

a

旋髂深静脉

抬高髂外动脉

髂外静脉

髂腰肌

髂腰肌

髂外淋巴结

髂外淋巴结

b

图6.22 切除髂外动脉淋巴结。（a）用小牵开器将髂外动脉向内侧牵拉，将髂外静脉表面的疏松的结缔组织鞘向背侧分离。（b）将包含髂外淋巴结和脂肪组织的结缔组织与髂外静脉分离（如虚线所示）

6.2.11　分离髂内动脉上的结缔（淋巴）组织

在髂外静脉的头端至脚端也进行同样的操作，将含有髂外淋巴结的脂肪组织从髂外静脉上分离一直到闭孔窝内（图 6.23a）。一旦辨认出髂总动脉，可在其内侧看见髂内动脉，然后将脂肪和结缔组织从髂内动脉腹侧进行分离（图 6.23b）。子宫动脉和闭孔动脉通常由髂内动脉发出，为了避免损伤这些血管，最好从髂内动脉腹侧面开始分离。

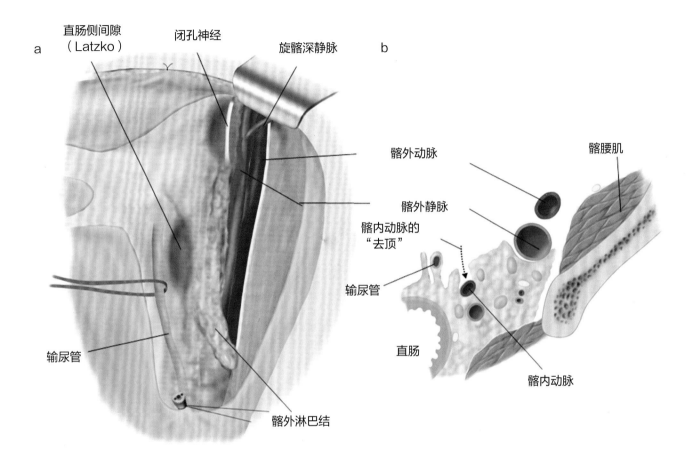

图 6.23　分离髂内动脉上的结缔（淋巴）组织。（a）剥除髂外静脉头端至脚端间的含淋巴结的脂肪组织，一直分离到闭孔窝内。（b）当辨认出髂内动脉后，可将脂肪和结缔组织从其腹侧分离，如图中虚线箭头所示

6.2.12　辨认闭孔窝内的闭孔神经

在髂外静脉的背侧，通常可见一黄白色条索状物在闭孔窝内走行，这就是闭孔神经。它是闭孔窝的标志（图 6.24a）。如图 6.24b 所示，沿闭孔神经的方向分离包含淋巴结在内的结缔组织。

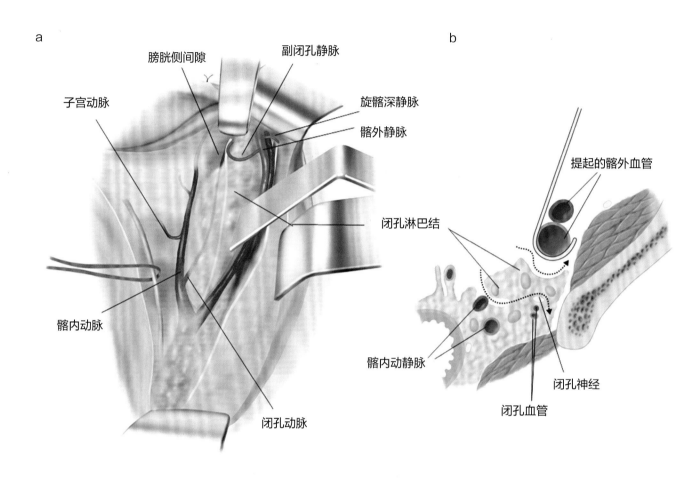

图6.24　辨认闭孔窝内的闭孔神经。（a）在髂外静脉的背侧，通常可见一黄白色条索状物在闭孔窝内走行，这就是闭孔神经，也是闭孔窝的标志。（b）如虚线箭头所示，将含淋巴结的结缔组织沿闭孔神经方向分离

6.2.13　切除闭孔窝淋巴结（一）

用小牵开器（血管拉钩）朝盆壁侧拉起髂外动脉和静脉，尽可能大地打开闭孔窝的间隙。提起髂外静脉背侧含淋巴结的脂肪组织，分离闭孔神经周围的结缔 / 脂肪组织，可以很容易将闭孔神经从脂肪组织中剥离出来（图 6.25a）。最好从足 / 脚端（闭孔管）向头端（髂总静脉和髂腰肌之间）分离闭孔神经。闭孔动静脉通常平行于闭孔神经在其下方走行（图 6.25b）。为了避免不必要的出血，应注意避开这些血管。

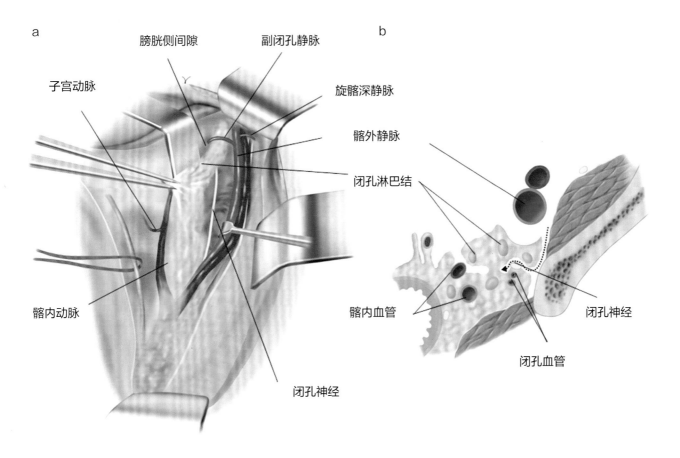

a
膀胱侧间隙　副闭孔静脉
子宫动脉
旋髂深静脉
髂外静脉
闭孔淋巴结
髂内动脉
髂内血管
闭孔神经
闭孔血管
闭孔神经

b

图6.25　切除闭孔淋巴结。（a）剥除闭孔神经周围的脂肪组织。（b）虚线箭头代表髂腰肌内侧的分离线。闭孔神经与闭孔血管的关系也在图中展示

6.2.14 切除闭孔窝淋巴结（二）

在髂外静脉的腹股沟侧，腹股沟深区淋巴结位于副闭孔静脉和髂腰肌 / 耻骨之间。将这些淋巴结从脚端开始剥离直到副闭孔静脉的背侧。如果遇到困难，可以将副闭孔静脉离断并结扎。此时，髂

腰肌侧含淋巴结的脂肪组织可从髂外动静脉上分离出来。

图 6.26 展示了将腹股沟深区的淋巴结剥离直到副闭孔静脉的背侧。

图6.26 将腹股沟深区的淋巴结剥离直到副闭孔静脉的背侧

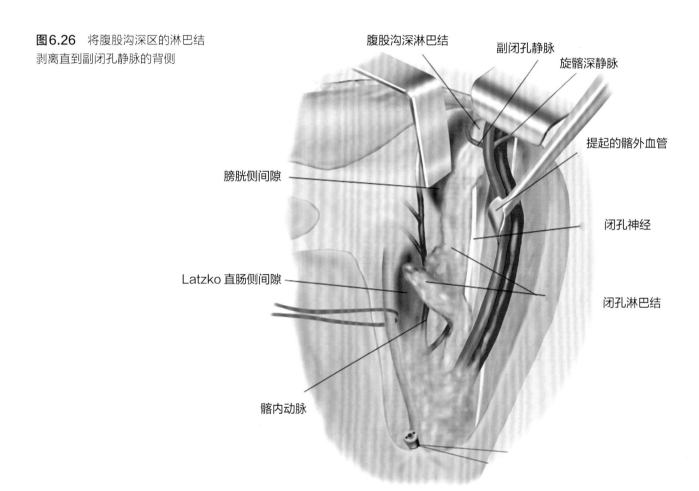

腹股沟深淋巴结

副闭孔静脉

旋髂深静脉

提起的髂外血管

膀胱侧间隙

闭孔神经

Latzko 直肠侧间隙

闭孔淋巴结

髂内动脉

6.2.15　切除闭孔窝淋巴结（三）

分离完腹股沟深区淋巴结后，将髂外动脉／静脉的淋巴结汇集至闭孔窝内。将它们连同闭孔窝内的淋巴结和脂肪组织一起提起，并从闭孔神经上剥离出来。此时，可见剥离后的闭孔神经沿着髂外血管一直延伸至髂腰肌与髂总血管间的背侧间隙。

图 6.27 展示了将闭孔淋巴结从闭孔窝中分离。

图6.27　将闭孔淋巴结从闭孔窝中分离

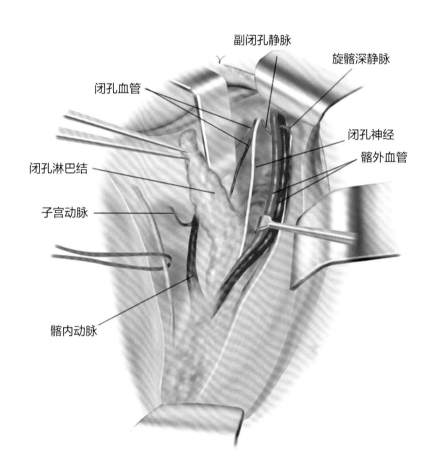

6.2.16　闭孔窝淋巴结的 En Bloc 式（整块）切除

通过分离闭孔神经周围包含淋巴结在内的脂肪组织，可以将闭孔神经上方的淋巴结全部切除。尽可能利用金属管吸引器将闭孔神经周围的脂肪组织吸尽，这样可以更容易地将含淋巴结的结缔组织从闭孔神经和盆底分离出来。通常，腹膜后间隙内的脂肪组织容易被吸掉，从而使小血管 / 淋巴管得以显现。腹膜后间隙中的脂肪组织很容易被吸出，小血管 / 淋巴管的网络也得到暴露。一旦确认该网络的解剖结构，就可以将闭孔窝内的淋巴结进行 En Bloc 式（整块）切除。

图6.28　闭孔窝淋巴结的 En Bloc式（整块）切除

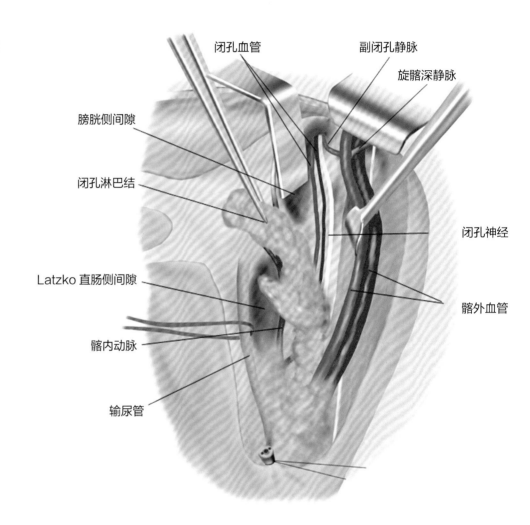

6.2.17　切除闭孔神经背侧（深部）的淋巴结

在闭孔神经深部，通常有闭孔动脉和静脉平行于闭孔神经走行。因此，为了保留这些血管，需要仔细地分离（图 6.29a）。当然，如果淋巴结与这些血管致密粘连，需切断这些血管。结扎和离断这些血管通常不会对患者产生副作用。

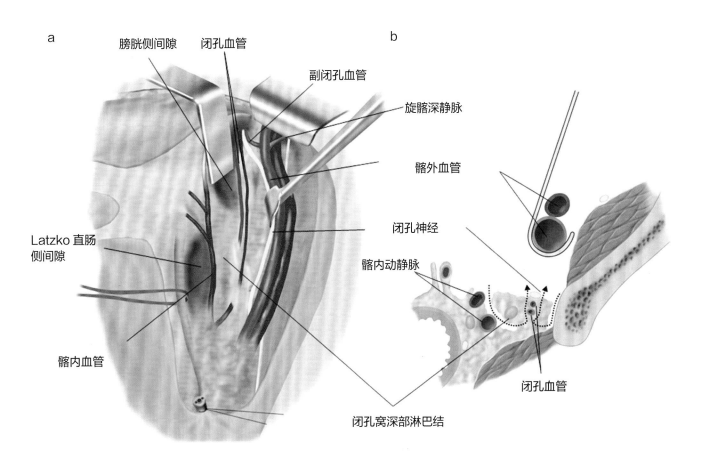

图 6.29　切除闭孔神经背侧（深部）的淋巴结。（a）切除闭孔神经深部的淋巴结，使闭孔动脉和静脉裸化。（b）两条虚线箭头指示的为闭孔神经深部的分离点

从髂外血管和髂内血管的分叉处开始，由头端向脚端分离淋巴结和脂肪组织。闭孔动脉和静脉通常从分叉处分出，分离时需小心。同时，需切除主韧带基底部的脂肪组织和淋巴结。主韧带基底部静脉血经子宫深静脉汇入髂内静脉，掌握这些有助于更好地了解主韧带的解剖结构。通过这些步骤，闭孔神经背侧淋巴结的清扫就基本完成了。使用单极或双极电凝进行淋巴结清扫会非常方便。但如果麻醉的深度不够，在闭孔神经附近使用单极电凝会导致患者腿部的收缩运动，有时会影响医生的操作。为了避免意外伤害盆腔器官，双极电凝或许会比单极电凝更安全。

【注意事项】

1. 通常认为闭孔神经深部的淋巴结切除术没有必要。然而，如果我们仔细观察这个区域，会发现有一定数量的小淋巴结。根据最近 Ungar L 等的报道，在淋巴结阳性的患者中，若将主韧带基底部的淋巴结作为髂内血管系统的一部分进行完整切除（侧方扩大切除），能够带来很好的预后（即使没有任何辅助治疗的情况下，5 年生存率也能达到 90%以上）。该报道证明了彻底的淋巴结清扫对于浸润性宫颈癌患者生存的重要性。用吸引器去除脂肪组织，可以看到闭孔神经深部的小淋巴管、小血管网络和含小淋巴结的结缔组织。使用双极电凝可以很好地处理闭孔神经背侧的这些小血管、小淋巴结以及脂肪结缔组织。但是，髂内静脉的很多分支可能存在变异，例如闭孔静脉和子宫深静脉，因此，在分离这些结构时需要非常仔细。

2. 脂肪组织抽吸术由 Fujiwara T[1] 于 1983 年在日本提出。Höckels M 等 [2,3] 的报道并不是首次将该手术应用于淋巴结清扫术和广泛性子宫切除术。

6.2.18　主韧带基底部的辨认

通过切除闭孔神经深部含淋巴结的脂肪组织，闭孔窝内的髂内静脉变得清晰可见。此外，从子宫一侧流入髂内静脉的静脉引流更容易被发现。主韧带基底部是子宫深静脉汇入髂内静脉的引流部分。

图 6.30 为主韧带基底部的辨认（紫色虚线）。

图6.30　主韧带基底部的辨认（紫色虚线）

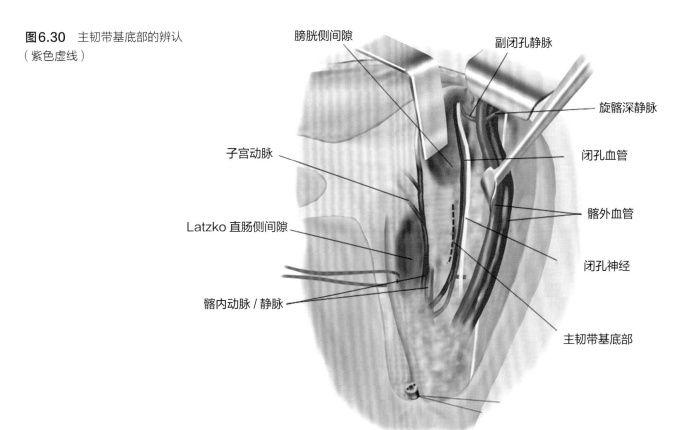

6.2.19 切除髂总动脉淋巴结

将髂内外血管分叉处含淋巴结的结缔组织分离。分叉处的头端部分为髂总动脉和髂总静脉。分离髂外动脉表面的结缔组织，髂腰肌和髂外动脉之间的疏松结缔组织也需要分离。

图 6.31 为切除浅部髂总动脉淋巴结。图 6.32 为切除深部髂总动脉淋巴结。

图6.31 切除浅部髂总动脉淋巴结[1]

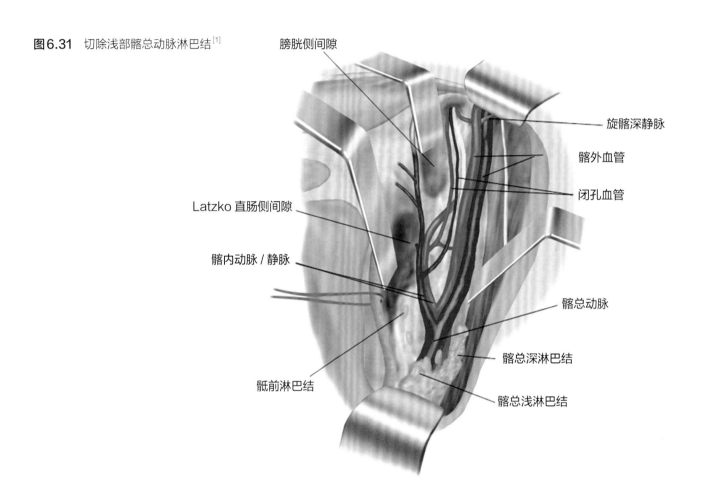

膀胱侧间隙

旋髂深静脉

髂外血管

闭孔血管

Latzko 直肠侧间隙

髂内动脉 / 静脉

髂总动脉

髂总深淋巴结

骶前淋巴结

髂总浅淋巴结

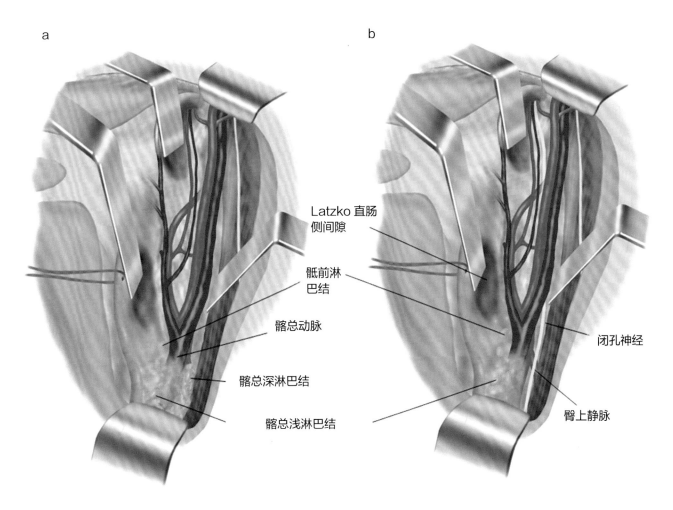

a

b

Latzko 直肠
侧间隙

骶前淋
巴结

髂总动脉

髂总深淋巴结

髂总浅淋巴结

闭孔神经

臀上静脉

图 6.32　切除深部髂总动脉淋巴结[2]。（a）髂总深淋巴结的解剖位置。（b）闭孔神经头端部分与臀上静脉的解剖关系

　　需要分离足够深才能看见闭孔神经和臀上静脉。在闭孔神经没入腰大肌头端水平处，在髂总动脉 / 静脉和髂腰肌之间分离闭孔神经周围的脂肪组织与淋巴结。尽可能将所有的脂肪组织与髂总动脉、静脉分离，以完整切除髂总深部的淋巴结（图 6.32a，b）。

6.2.20 切除骶前淋巴结

沿着髂内动脉向内侧分离髂总动脉表面的结缔组织。此时，髂内动脉和直肠外侧间的直肠侧间隙（Latzko 直肠侧间隙）已经形成。尽可能宽而深地分离直肠侧间隙的结缔组织，可见髂内静脉平行于髂内动脉走行。朝骶骨方向分离骶前间隙的结缔组织，骶前淋巴结就包含在其中（图 6.33a，b）。

将从头端分离的脂肪结缔组织切除，再朝脚端/远端方向将其与骶骨和髂内静脉分离（图 6.33c）。通常，这部分区域包含有小血管，在使用双极电凝和剪刀进行分离的时候必须谨慎。

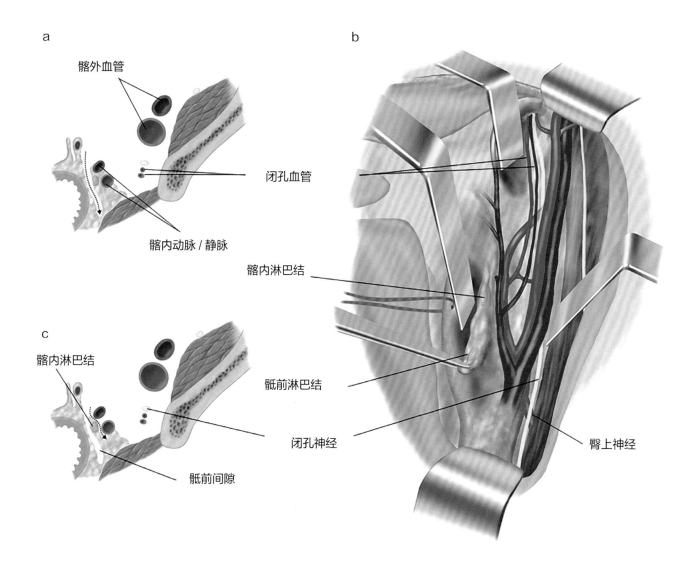

图6.33 切除骶前淋巴结。（a）将直肠侧间隙的结缔组织向骶前间隙分离（虚线箭头）。（b）将骶前间隙的结缔组织向骶骨方向分离。骶前淋巴结就隐藏在分离的结缔组织中。（c）将从头端分离的脂肪结缔组织切除，并朝脚端/远端方向将其与骶骨和髂内静脉分离

6.2.21　切除髂总动脉淋巴结

　　髂总动脉头端部分淋巴结的切除是通过分离从髂总动脉分叉处至腹主动脉的结缔组织层来进行的。结扎脂肪结缔组织的头端淋巴管，切除髂总动脉腹侧的淋巴结。向外侧牵拉腰大肌，向内侧牵拉髂总动脉，拓展髂总动脉 / 静脉与腰大肌之间的间隙。将髂总动脉 / 静脉和闭孔神经区域的脂肪结缔组织剥离，注意避免伤及臀上静脉。

　　图 6.34 为切除髂总动脉淋巴结。

图6.34　切除髂总动脉淋巴结

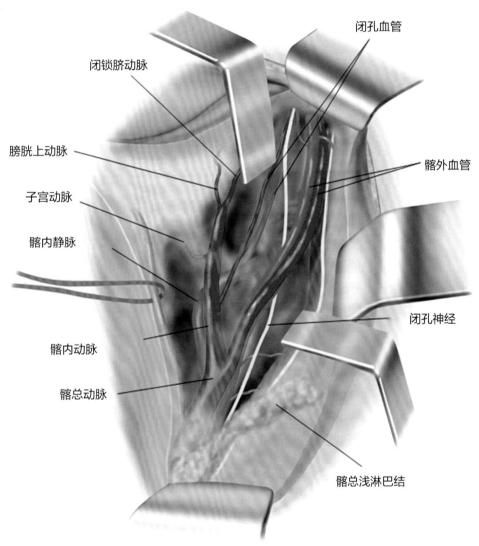

闭孔血管

闭锁脐动脉

膀胱上动脉

髂外血管

子宫动脉

髂内静脉

闭孔神经

髂内动脉

髂总动脉

髂总浅淋巴结

6.2.22 盆腔淋巴结清扫术后盆腔视图

盆腔淋巴结清扫术后，大部分沿髂内外动脉／静脉分布的动静脉就显露出来。盆腔淋巴结清扫术应当进行彻底，如果存在阳性盆腔淋巴结，通常需将清扫的范围朝头端延展至肠系膜下动脉水平。淋

巴结清扫术的彻底性或完整性是最重要的预后因素之一，因此，必须尽可能地小心和细致。

图 6.35 为盆腔淋巴结清扫术后的盆腔视图。

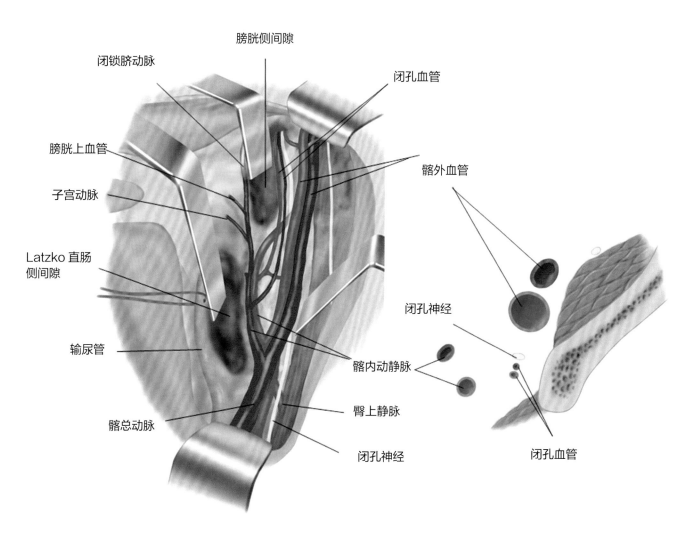

图6.35 盆腔淋巴结清扫术后的盆腔视图

6.3　主韧带的处理

6.3.1　淋巴结清扫术后盆腔视图

盆腔淋巴结清扫术后，髂内外血管几乎都被骨骼化，可见闭孔神经和闭孔内动脉 / 静脉。膀胱侧间隙和直肠侧间隙清晰可见。

图 6.36 为淋巴结清扫术后盆腔视图。

图 6.36　淋巴结清扫术后盆腔视图

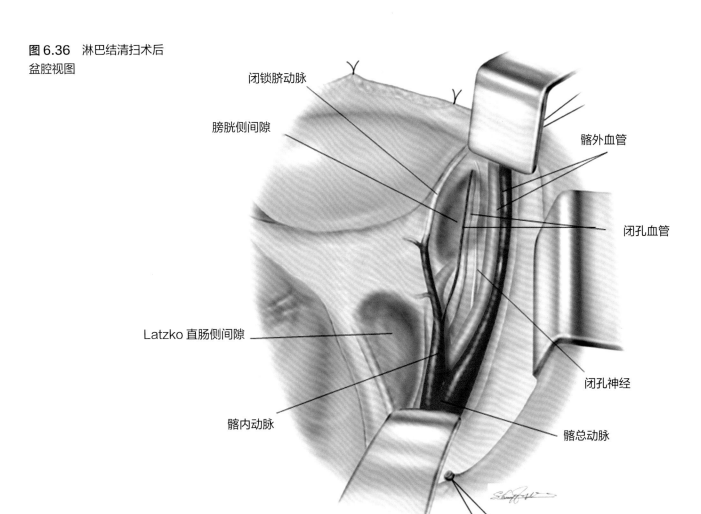

闭锁脐动脉

膀胱侧间隙

髂外血管

闭孔血管

Latzko 直肠侧间隙

闭孔神经

髂内动脉

髂总动脉

6.3.2　分离子宫动脉与膀胱上动脉间的疏松的结缔组织

用镊子夹起闭锁脐动脉（髂内动脉膀胱侧）使子宫动脉产生张力，分离膀胱与闭锁脐动脉之间的疏松的结缔组织。此时，子宫动脉和膀胱上动脉之间的疏松的结缔组织层清晰可见。将该结缔组织层

分离后，即可打通膀胱侧间隙。

图 6.37 为分离子宫动脉与膀胱上动脉之间的疏松的结缔组织（紫色箭头）。

图6.37　分离子宫动脉与膀胱上动脉之间的疏松的结缔组织（紫色箭头）

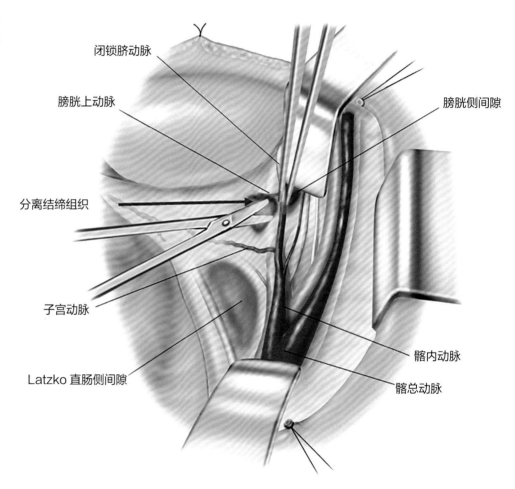

闭锁脐动脉

膀胱上动脉

分离结缔组织

子宫动脉

Latzko 直肠侧间隙

膀胱侧间隙

髂内动脉

髂总动脉

6.3.3　膀胱侧间隙的形成及子宫动脉的辨认

将长 L 型牵开器通过分离的结缔组织插入膀胱侧间隙内，将其向腹股沟深区牵拉，将周围组织包括孤立的闭锁脐动脉拉开。然后，发自髂内动脉的子宫动脉在它的起点（髂内动脉处）和子宫侧壁之间被展开。这是暴露整个子宫动脉的较为安全的方法。

图 6.38 为膀胱侧间隙的形成及子宫动脉的辨认。

图6.38　膀胱侧间隙的形成及子宫动脉的辨认

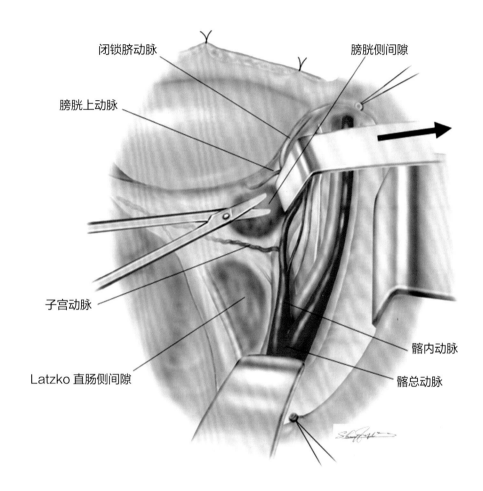

6.3.4 主韧带的界定

用另一个长 L 形牵开器插入直肠侧间隙，将直肠向外上方向推开，扩大直肠侧间隙。在膀胱侧间隙和直肠侧间隙之间形成厚的结缔组织束，这就是主韧带的大体特征（图 6.39 中的双向箭头）。主韧带是在髂内血管和子宫侧壁 / 阴道上段之间形成的一个厚的结缔组织束。子宫动脉和子宫浅静脉沿主韧带的最浅部走行。

图6.39 主韧带的界定
（双向虚线箭头）

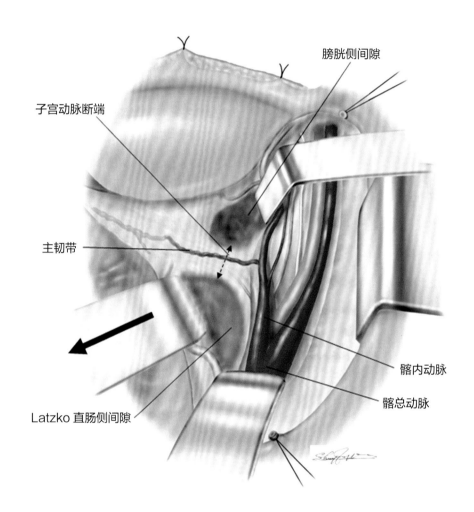

膀胱侧间隙

子宫动脉断端

主韧带

髂内动脉

髂总动脉

Latzko 直肠侧间隙

【注意事项】

不要将长 L 型牵开器插入盆底太深。骨盆底的结缔组织有被牵开器撕裂的危险，这可能导致大出血，这种出血通常很难处理。因此，须注意牵开器尖端在直肠侧间隙的位置。

6.3.5　子宫动脉的游离与离断

　　起源于髂内动脉的子宫动脉位于主韧带的最腹侧（浅层），故很容易将子宫动脉游离并双重结扎，在两个结扎处中间离断血管。子宫动脉子宫侧的缝线可以留得长一些，以便作为标记。

　　图 6.40 为子宫动脉的游离与离断（虚线双向箭头表示主韧带的位置）。

图6.40　子宫动脉的游离与离断（虚线双向箭头表示主韧带的位置）

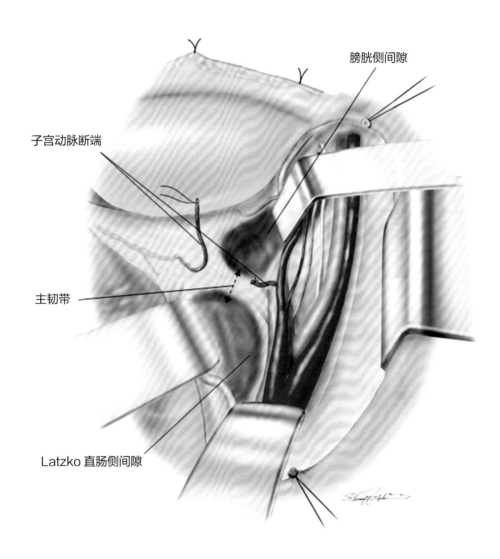

膀胱侧间隙

子宫动脉断端

主韧带

Latzko 直肠侧间隙

6.3.6 子宫浅静脉的游离

仔细将子宫动脉的子宫侧断端与主韧带的结缔组织分离，通常可见一条与子宫动脉平行的静脉，这就是子宫浅静脉。由于它非常脆弱，因此需要仔细游离它。如果该静脉破裂，采用单极或双极凝血等电血管来封闭系统很有效。子宫浅静脉并不总是与子宫动脉平行，少数情况下，它也可以与输尿管平行。

图 6.41 为子宫浅静脉的游离。

图6.41 子宫浅静脉的游离

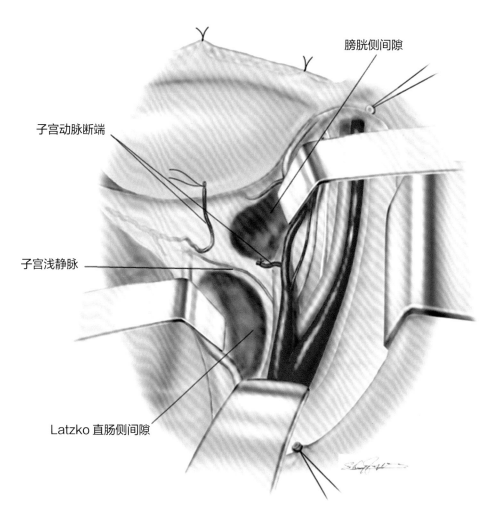

6.3.7　钳夹、离断、结扎子宫浅静脉

　　分离子宫浅静脉，用两把血管钳夹持，在两把血管钳之间切断子宫浅静脉，在两断端分别结扎。朝盆底方向分离主韧带的疏松的结缔组织，显露出主韧带的小动静脉。此时，对任何小血管都应该用电凝或能量平台凝闭。而子宫深静脉通常位于主韧带背侧。因此，必须仔细分离主韧带的淋巴结和结缔组织以暴露子宫深静脉。

　　图 6.42 为钳夹、离断、结扎子宫浅静脉。

图6.42　钳夹、离断、结扎子宫浅静脉

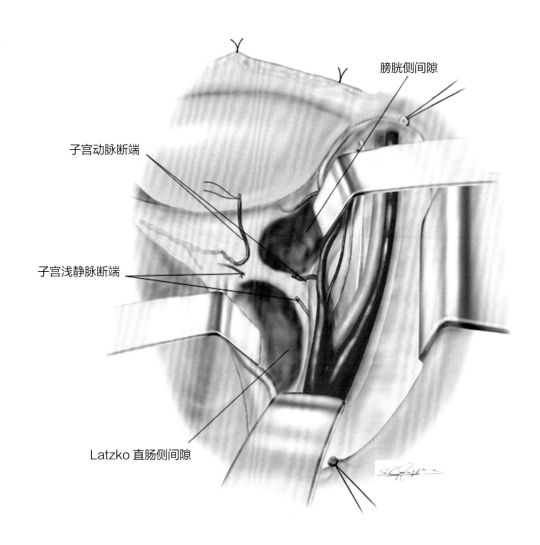

膀胱侧间隙

子宫动脉断端

子宫浅静脉断端

Latzko 直肠侧间隙

6.3.8　子宫深静脉的游离

　　仔细分离主韧带中的结缔组织和淋巴结，可以看见一条从子宫侧壁向髂内静脉走行的静脉，也就是子宫深静脉。应尽量分离子宫深静脉周围的结缔组织和脂肪组织，这对游离子宫深静脉非常重要。

　　图 6.43 为子宫深静脉的游离。

图6.43　子宫深静脉的游离

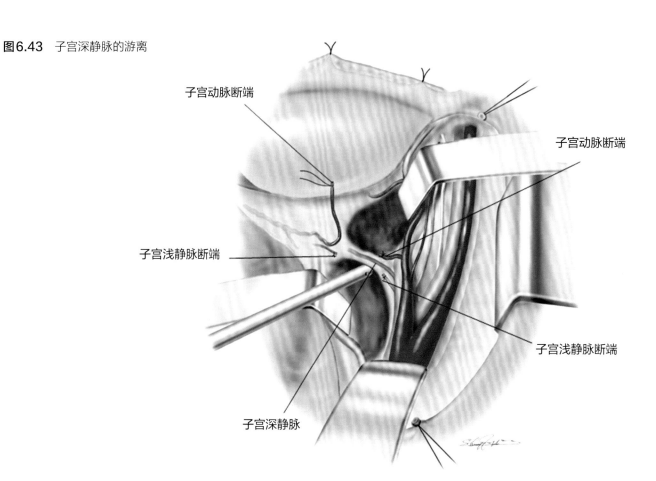

6.3.9　钳夹、离断、结扎子宫深静脉

在子宫深静脉的背侧，常可见与子宫深静脉平行的黄白色条索状物，这是盆腔内脏神经的一个分支。在游离出子宫深静脉之后，用两把血管钳将其夹持，在两把钳之间切断子宫深静脉，分别结扎两个断端。仔细解剖主韧带基底部的结缔组织和脂肪组织（子宫深静脉引流入髂内静脉的部分）是保证安全进行广泛性子宫切除术的重要步骤。

图6.4为钳夹、离断、结扎子宫深静脉。

图6.44　钳夹、离断、结扎子宫深静脉

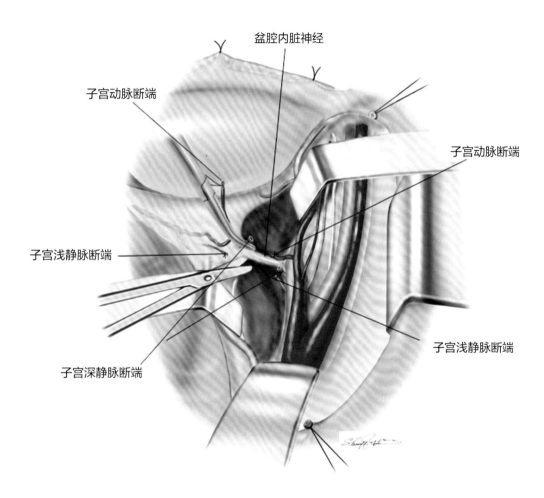

盆腔内脏神经

子宫动脉断端

子宫动脉断端

子宫浅静脉断端

子宫浅静脉断端

子宫深静脉断端

【注意事项】

　　子宫深静脉损伤可能引发大出血。但如果子宫深静脉已经游离，就有可能钳夹住子宫深静脉受损的部分，从而安全有效地处理出血。

6.3.10 盆腔内脏神经的辨认与离断

在宫颈侧壁 / 阴道上段水平，盆腔内脏神经和腹下神经汇合形成下腹下神经丛。在 Okabayashi 广泛性子宫切除术中，盆腔内脏神经的其中一条分支通常被切断。由于该神经常伴有小血管，因此，最好用两个血管钳夹住盆腔内脏神经，在两者之间切断，并结扎每个断端。主韧带背侧疏松的结缔组织层较容易分离，可使得两个间隙（膀胱侧间隙和直肠侧间隙）最终在盆底处相连。

图 6.45 为盆腔内脏神经的辨认与离断。

图6.45 盆腔内脏神经的辨认与离断

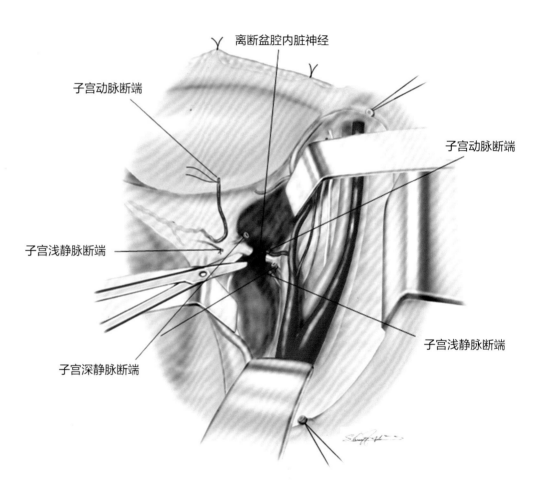

离断盆腔内脏神经

子宫动脉断端

子宫动脉断端

子宫浅静脉断端

子宫浅静脉断端

子宫深静脉断端

【注意事项】
通过离断主韧带，3 个子宫支撑结构的中间部分在靠近髂内静脉的水平被切断。

6.4　打开直肠阴道间隙并切断子宫骶韧带

6.4.1　切开并分离道格拉斯窝腹膜

　　将子宫向耻骨弓方向提起，用手将直肠及其腹膜面向头端牵拉，子宫和直肠之间的腹膜就从道格拉斯窝底部被提起。在提起的腹膜上做一个切口，用剪刀剪开并越过宫颈背侧。该步骤将两侧阔韧带腹膜后间隙连接起来。然后用剪刀或手指轻轻地将

直肠从宫颈 / 阴道壁推开。当子宫向耻骨弓方向提起，用手牵拉直肠至头端，可在直肠和宫颈 / 阴道壁之间显露一个疏松结缔组织层，这就是直肠阴道间隙的标志。

　　图 6.46 为道格拉斯窝腹膜的分离和切割。

图6.46　道格拉斯窝腹膜的分离和切割

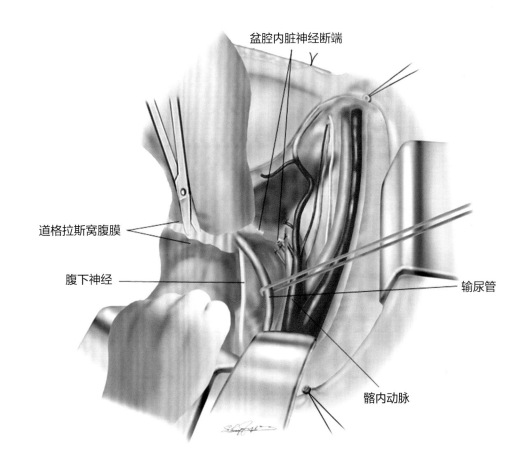

6.4.2　打开直肠阴道间隙

直肠与阴道间的疏松的结缔组织如果没有感染性粘连或肿瘤浸润，是很容易分离并形成直肠阴道间隙的。将剪刀尖端压在宫颈筋膜上，将直肠从宫颈/阴道上部钝性分离。分离应在正确的平面进行，若太靠近直肠，则有损伤直肠的风险。到这个步骤，就会在直肠阴道间隙和阔韧带腹膜后间隙之间形成两个厚的结缔组织束，即子宫骶韧带。

图 6.47 为打开直肠阴道间隙。

图6.47　打开直肠阴道间隙

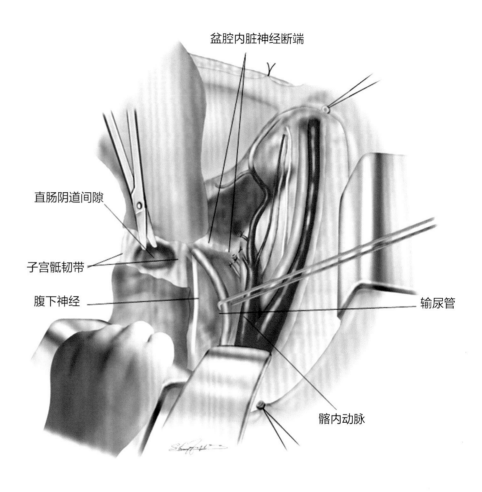

6.4.3　切断子宫骶韧带

将一侧子宫骶韧带向前牵拉，在直肠侧壁从其基底部进行切割。腹下神经通常在这个过程中被离断。

图 6.48 为切断子宫骶韧带。

图6.48　切断子宫骶韧带

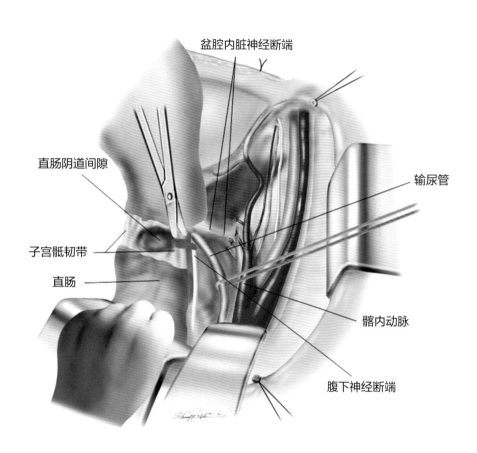

盆腔内脏神经断端

直肠阴道间隙

输尿管

子宫骶韧带

直肠

髂内动脉

腹下神经断端

6.4.4　进一步切开子宫骶韧带并打开 Okabayashi 直肠侧间隙

　　朝盆底方向进一步切开子宫骶韧带的结缔组织，在直肠侧壁和包含腹下神经的结缔组织层之间有一个充满蛛网状结构的间隙。这就是 Okabayashi

直肠侧间隙。

　　图 6.49 为 Okabayashi 直肠侧间隙入口（蓝色填充的圆圈）。

图6.49 Okabayashi
直肠侧间隙入口（蓝色
填充的圆圈）

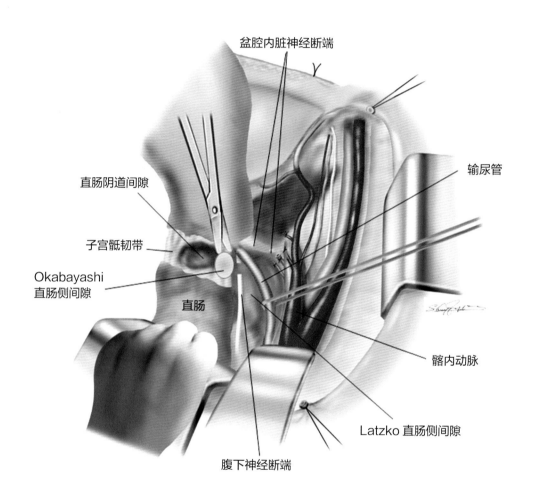

盆腔内脏神经断端

直肠阴道间隙

子宫骶韧带

Okabayashi
直肠侧间隙

直肠

输尿管

髂内动脉

Latzko 直肠侧间隙

腹下神经断端

【注意事项】
　　输尿管此时已从该结缔组织层沿骨盆侧壁
向外游离出来。

6.4.5　打开直肠侧间隙

Okabayashi 直肠侧间隙非常接近直肠，因此有必要向盆腔侧壁扩大该间隙。在这个过程中，通常会切断腹下神经。通过这一步，Okabayashi 直肠侧间隙与 Latzko 直肠侧间隙相连。直肠侧间隙由直肠侧壁（子宫侧）、髂内血管（盆腔侧壁）、骶骨（头端）、主韧带血管及结缔组织（腹股沟侧）环绕而成。

从直肠侧间隙到盆底都充满了疏松的结缔组织。可以通过沿骨盆轴方向将手指插入直肠和髂内动脉/静脉之间以打开直肠侧间隙。

图 6.50 为女性盆腔器官的支持组织与手术间隙的关系。

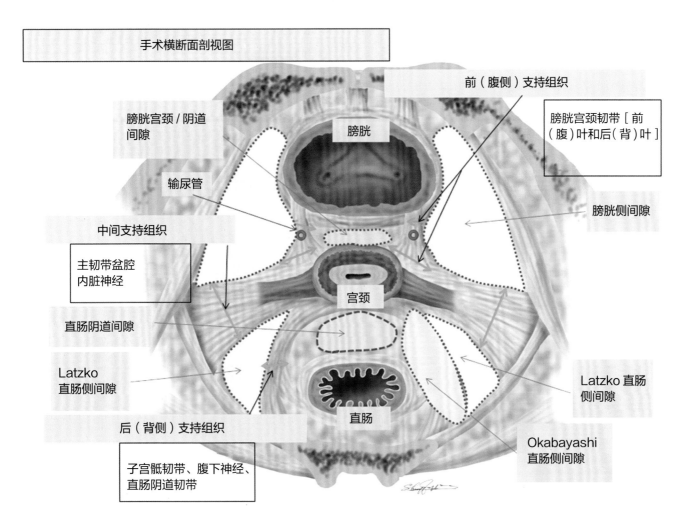

图6.50　女性盆腔器官的支持组织与手术间隙的关系。可通过手术打开的间隙有膀胱侧间隙、膀胱阴道间隙、直肠阴道间隙和直肠侧间隙。靠近直肠侧壁的直肠侧间隙为 Okabayashi 直肠侧间隙，Okabayashi 直肠侧间隙与髂内血管之间的间隙为 Latzko 直肠侧间隙

6.5 膀胱与膀胱宫颈韧带的分离

6.5.1 将膀胱从宫颈筋膜上分离

提起膀胱及其腹膜，将膀胱从宫颈筋膜上分离直到膀胱三角区。此时，宫颈两侧会形成结缔组织束，其中包括输尿管、子宫动脉和一些血管，这就是膀胱宫颈韧带。

图 6.51 为膀胱和宫颈筋膜的分离。

图6.51 膀胱和宫颈
筋膜的分离

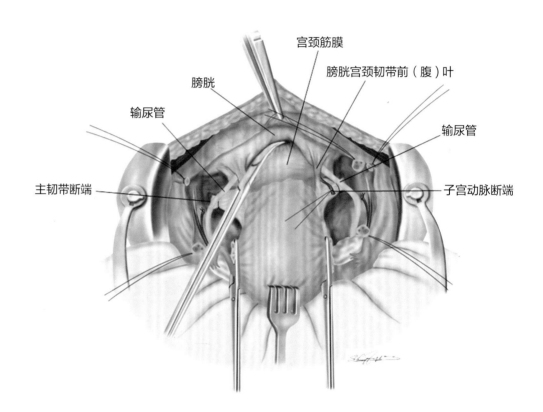

6.5.2　膀胱宫颈韧带的解剖

　　由于输尿管在膀胱宫颈韧带中走行，因此在广泛性子宫切除术中，必须分离膀胱宫颈韧带的结缔组织，其首要步骤就是分离输尿管的腹侧部分。然而，100 多年来，膀胱宫颈韧带的详细的解剖结构一直成谜，直到 2007 年才被弄清楚。图 6.52 是 Shingo Fujii 绘制的输尿管和膀胱宫颈韧带血管的剖视图。

图6.52　膀胱宫颈韧带解剖。紫色虚线包围的区域代表膀胱宫颈韧带的解剖位置，其详细的解剖结构在100多年来一直未能被弄清楚，就像一个"黑匣子"。如图所示为输尿管入口及膀胱宫颈韧带中的血管

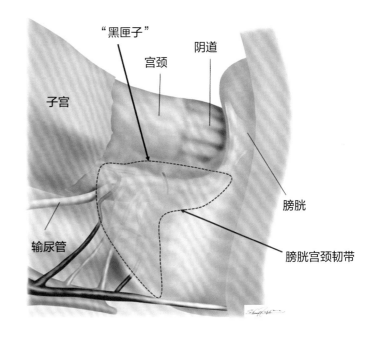

6.5.3 膀胱宫颈韧带前（腹）叶的解剖

图 6.53 所示为位于膀胱外韧带前（腹）叶及后（背）叶的血管断端（剖视图）。只有在游离完膀胱宫颈韧带前（腹）叶后，才有可能将输尿管从膀胱宫颈韧带后（背）叶向侧方"翻滚"式游离。

图6.53 膀胱宫颈韧带前（腹）叶中分离的血管以及膀胱宫颈韧带后（背）叶中血管的透视图（紫色虚线包围的区域）

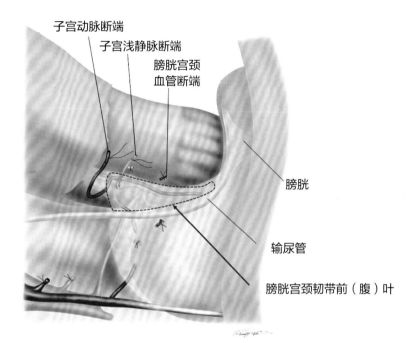

6.5.4　膀胱宫颈韧带后（背）叶的解剖

通过将输尿管向腹股沟侧提拉，膀胱宫颈韧带后（背）叶的表面就显露出来，这是由宫颈 / 阴道上部和输尿管 / 膀胱腹侧形成的三角形结缔组织结构。图 6.54 所示为膀胱宫颈韧带后（背）叶血管的剖视图。

图6.54　暴露的膀胱宫颈韧带后（背）叶（紫色虚线围成的部分），图中显示了每条血管的剖视图

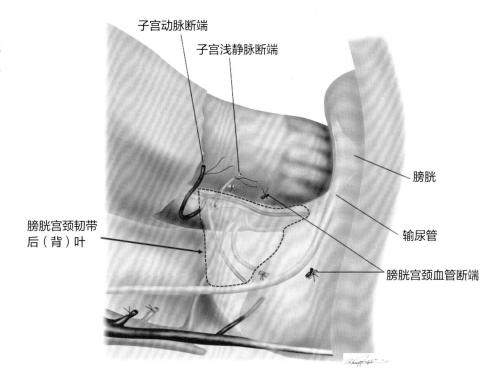

6.5.5 分步骤下膀胱宫颈韧带血管的盆腔横断面视图

6.5.5.1 切断子宫动脉与子宫浅静脉

图 6.55 为盆腔左侧膀胱宫颈韧带血管以及主韧带的横断面视图。

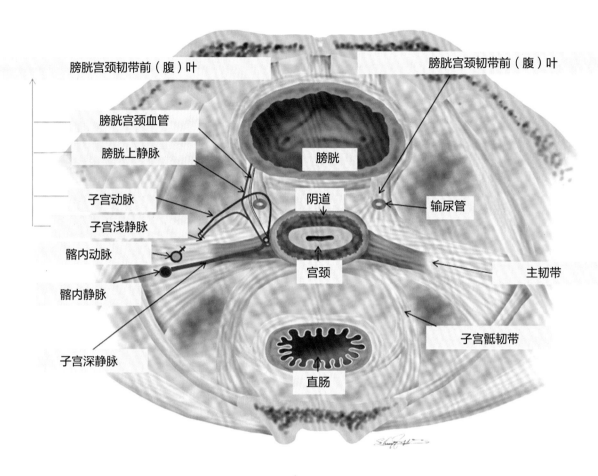

膀胱宫颈韧带前（腹）叶　　　　　　　　　　　　　膀胱宫颈韧带前（腹）叶

膀胱宫颈血管

膀胱上静脉

子宫动脉

子宫浅静脉

髂内动脉

髂内静脉

子宫深静脉

膀胱

阴道

宫颈

直肠

输尿管

主韧带

子宫骶韧带

图6.55 盆腔左侧膀胱宫颈韧带血管以及主韧带的横断面视图。子宫动脉和子宫浅静脉已被离断

6.5.5.2　子宫深静脉的离断

图 6.56 为子宫深静脉被离断。

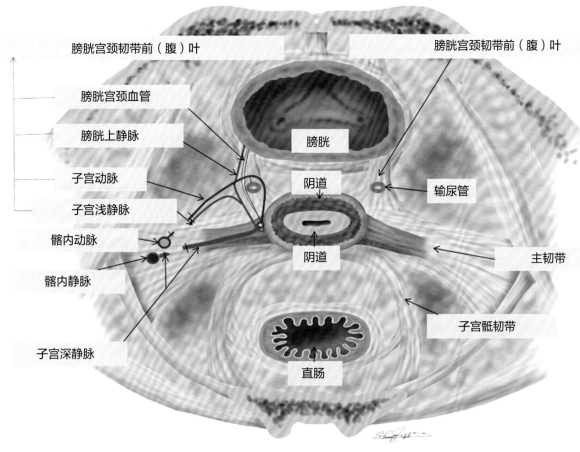

图6.56　子宫深静脉被离断

6.5.5.3　切断汇入膀胱宫颈韧带前（腹）叶浅表静脉的膀胱上静脉

图 6.57 为膀胱上静脉被离断。

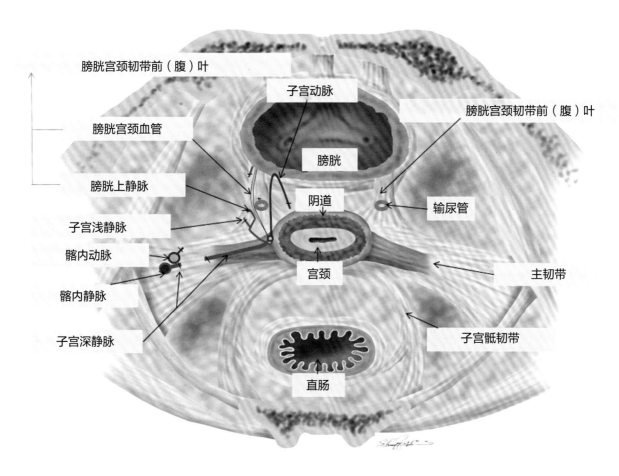

图6.57　膀胱上静脉被离断

6.5.5.4　切断膀胱宫颈韧带前（腹）叶中的膀胱宫颈血管

图 6.58 为膀胱宫颈韧带前（腹）叶中膀胱宫颈血管被离断。

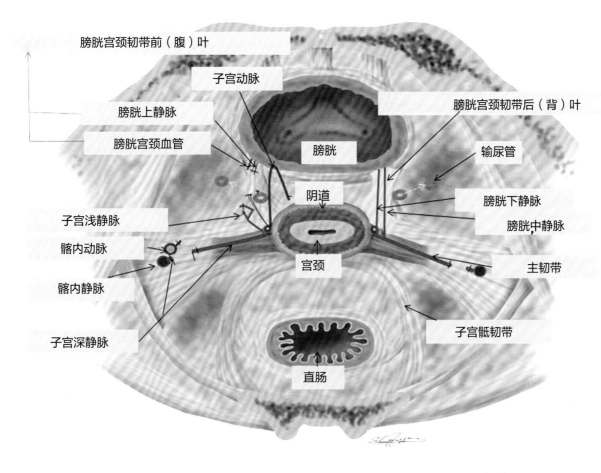

图 6.58　膀胱宫颈韧带前（腹）叶中膀胱宫颈血管被离断。在图的右侧，膀胱宫颈韧带后（背）叶的静脉显示在膀胱和子宫深静脉之间

6.5.5.5　切断膀胱宫颈韧带后（背）叶的膀胱静脉（右侧箭头）

图 6.59 为切断汇入子宫深静脉的膀胱宫颈韧带后（背）叶中的膀胱静脉（右侧）。

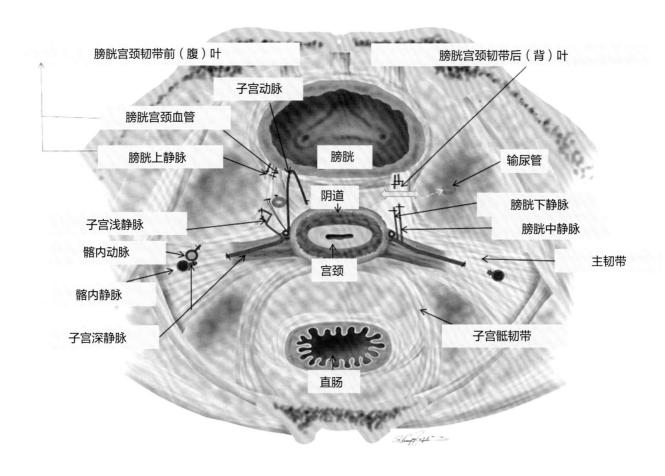

图6.59　切断汇入子宫深静脉的膀胱宫颈韧带后（背）叶中的膀胱静脉（右侧）

6.5.6 分步骤处理膀胱宫颈韧带前（腹）叶的（右）侧视图

6.5.6.1 将子宫动脉和子宫浅静脉从输尿管腹侧面分离

6.5.6.2 分离子宫动脉的输尿管营养支

用镊子提起子宫动脉的子宫侧断端，仔细分离输尿管和子宫动脉之间的结缔组织，通常就能暴露出子宫动脉的输尿管营养支。比较好的处理方法是将其钳夹、切断和结扎。但如果血管并不粗大，那么单极或双极电凝等血管闭合系统足以将其闭合。

当然，在输尿管附近过度电凝也可导致输尿管发生热损伤及坏死（可延迟至术后 7~14 天出现），并形成尿瘘。因此，在将输尿管从膀胱宫颈韧带分离的过程中，要格外注意电刀等能量器械的使用。

图 6.60 为子宫动脉输尿管营养支的分离。

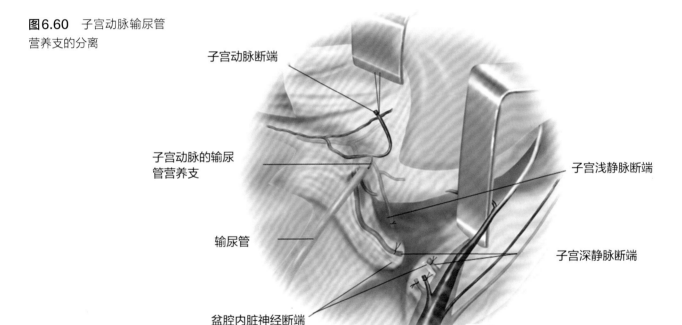

图6.60 子宫动脉输尿管营养支的分离

子宫动脉断端

子宫动脉的输尿管营养支

子宫浅静脉断端

输尿管

子宫深静脉断端

盆腔内脏神经断端

6.5.6.3 切断子宫动脉的输尿管营养支

通常需将已暴露的子宫动脉的输尿管营养支予以钳夹、切断、结扎。在这一步之后，子宫动脉与输尿管腹侧面就完全分离。而位于输尿管腹侧面的

子宫浅静脉通常也需要与输尿管分开。

图 6.61 为切断子宫动脉的输尿管营养支。

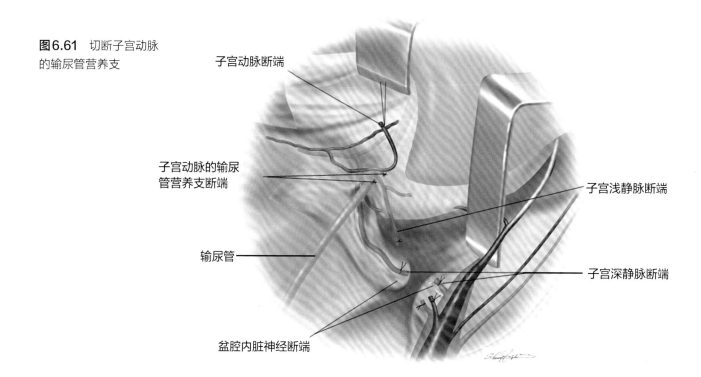

图6.61 切断子宫动脉的输尿管营养支

子宫动脉断端

子宫动脉的输尿管营养支断端

输尿管

盆腔内脏神经断端

子宫浅静脉断端

子宫深静脉断端

6.5.6.4　将子宫浅静脉从输尿管表面分离，并暴露汇入子宫浅静脉的膀胱上静脉

提起子宫浅静脉的断端，将其从输尿管腹侧面轻轻分离。可以看到一条位于输尿管和膀胱之间的连接静脉从膀胱进入子宫浅静脉。这条静脉位于膀胱的最上部（腹侧），将血液从膀胱引流到子宫浅静脉。因此，它被命名为膀胱上静脉。

图 6.62 为将子宫浅静脉从输尿管表面分离，并暴露汇入子宫浅静脉的膀胱上静脉。

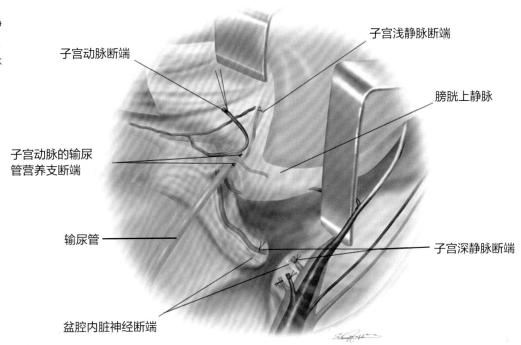

图6.62　将子宫浅静脉从输尿管表面分离，并暴露汇入子宫浅静脉的膀胱上静脉

子宫动脉断端

子宫浅静脉断端

膀胱上静脉

子宫动脉的输尿管营养支断端

输尿管

子宫深静脉断端

盆腔内脏神经断端

6.5.6.5　分离和切断引流到子宫浅静脉的膀胱上静脉

仔细游离、钳夹、离断、结扎膀胱上静脉，完成后，子宫动脉的子宫侧与子宫浅静脉就完全从输尿管腹侧面分离。

图 6.63 为分离和离断引流到子宫浅静脉的膀胱上静脉。

图6.63　分离和离断引流到子宫浅静脉的膀胱上静脉

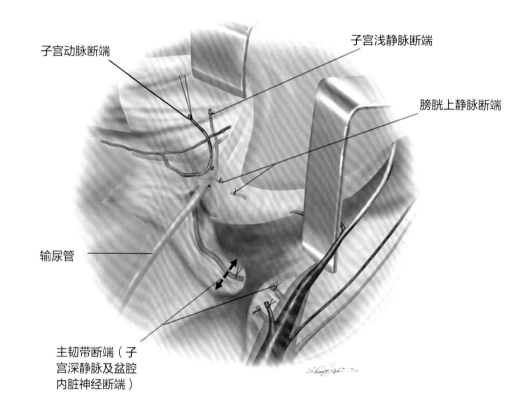

子宫动脉断端

子宫浅静脉断端

膀胱上静脉断端

输尿管

主韧带断端（子宫深静脉及盆腔内脏神经断端）

【注意事项】

这是分离膀胱宫颈侧韧带前（腹）叶中最困难的一步。子宫浅静脉和膀胱上静脉非常脆弱，极易出血。

6.5.6.6　将子宫动脉和子宫浅静脉的断端从输尿管腹侧面分离

将子宫动脉和子宫浅静脉从输尿管腹侧面分离有助于减少出血，同时这也是将膀胱宫颈韧带前（腹）叶切断之前的最重要的一步。

图 6.64 为将子宫动脉和子宫浅静脉的断端从输尿管腹侧面分离 [虚线围成的区域代表膀胱宫颈韧带前（腹）叶]。

图6.64　将子宫动脉和子宫浅静脉的断端从输尿管腹侧面分离 [虚线围成的区域代表膀胱宫颈韧带前（腹）叶]

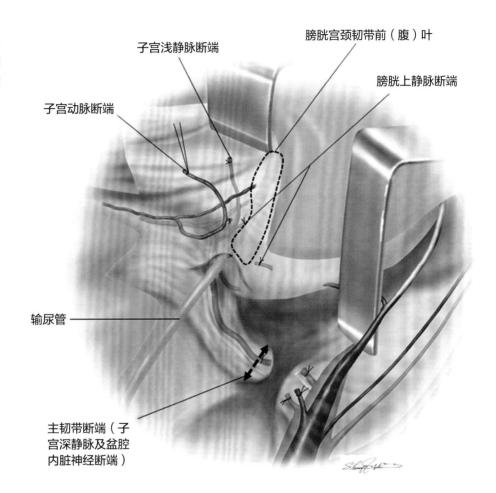

子宫浅静脉断端

膀胱宫颈韧带前（腹）叶

膀胱上静脉断端

子宫动脉断端

输尿管

主韧带断端（子宫深静脉及盆腔内脏神经断端）

6.5.6.7 辨认膀胱宫颈韧带前（腹）叶与输尿管隧道

随着子宫动脉和子宫浅静脉从输尿管腹侧表面分离的完成，膀胱宫颈韧带的前（腹）叶和所谓的输尿管隧道也就显露出来了。

图 6.65 为将子宫动脉和子宫浅静脉的断端牵拉

至子宫侧，可暴露出膀胱宫颈韧带前（腹）叶的整个表面（虚线包围的区域）。输尿管隧道的入口位于该韧带的头端。双向箭头显示的是主韧带的断端位置。

图6.65 将子宫动脉和子宫浅静脉的断端牵拉至子宫侧，可暴露出膀胱宫颈韧带前（腹）叶的整个表面（虚线包围的区域）。输尿管隧道的入口位于该韧带的头端。双向箭头显示的是主韧带的断端位置

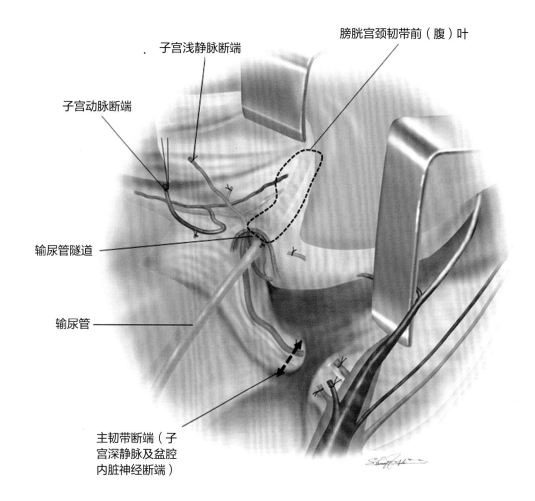

子宫浅静脉断端

膀胱宫颈韧带前（腹）叶

子宫动脉断端

输尿管隧道

输尿管

主韧带断端（子宫深静脉及盆腔内脏神经断端）

6.5.7　逐步分离膀胱宫颈韧带前（腹）叶

6.5.7.1　分离膀胱宫颈韧带前（腹）叶的结缔组织

　　与第 4 章和第 5 章所述的打开输尿管隧道的方式不同，此处需要小心地顺着输尿管入口向膀胱的方向，将输尿管入口处腹侧的结缔组织游离。在距输尿管隧道入口 1.0~1.5cm 处，在膀胱宫颈韧带的前（腹）叶中可以看到一对从膀胱跨过输尿管直到宫颈的小血管。由于血管在膀胱和宫颈之间走行，因此将其称为膀胱宫颈血管。

　　图 6.66 为分离膀胱宫颈韧带前（腹）叶的结缔组织（虚线围成的区域）可显露出在膀胱和宫颈间走行的血管（膀胱宫颈血管）。

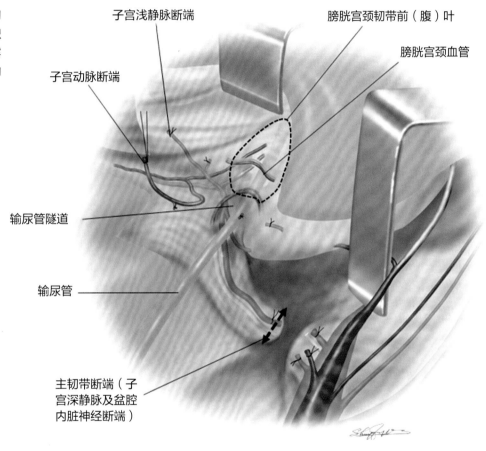

图6.66　分离膀胱宫颈韧带前（腹）叶的结缔组织（虚线围成的区域）可显露出在膀胱和宫颈间走行的血管（膀胱宫颈血管）

子宫浅静脉断端

膀胱宫颈韧带前（腹）叶

膀胱宫颈血管

子宫动脉断端

输尿管隧道

输尿管

主韧带断端（子宫深静脉及盆腔内脏神经断端）

6.5.7.2 切断膀胱宫颈血管

将结缔组织从输尿管的腹侧面分离出来，以游离膀胱宫颈血管。双重钳夹、离断、结扎游离出的宫颈膀胱血管。在离断膀胱宫颈血管后，输尿管周围的结缔组织就很容易与膀胱宫颈韧带的前（腹）叶分离，因为在膀胱宫颈韧带的前（腹）叶中通常看不到其他的血管。通过将这些结缔组织与膀胱宫颈韧带前（腹）叶分离，输尿管就完全与膀胱宫颈韧带后（背）叶游离开了。

图 6.67 为切断膀胱宫颈血管。

图6.67 切断膀胱宫颈血管

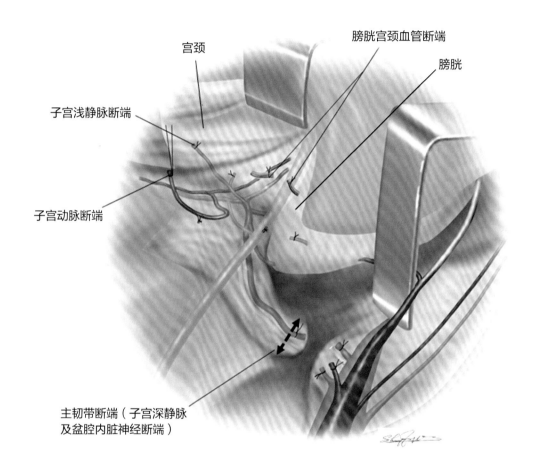

宫颈

膀胱宫颈血管断端

膀胱

子宫浅静脉断端

子宫动脉断端

主韧带断端（子宫深静脉及盆腔内脏神经断端）

6.5.7.3　将输尿管向耻骨联合方向游离并显露膀胱宫颈韧带后（背）叶

输尿管背侧的结缔组织能比较容易地从其表面分离开，以便使输尿管与膀胱宫颈管韧带后（背）叶的腹侧面分离。在输尿管入口处被游离后，就可将输尿管与膀胱游离到耻骨联合侧，以尽可能露出膀胱宫颈侧韧带的后（背）叶的腹侧面。这些步骤使得膀胱宫颈侧韧带的前（腹）叶完全离断并且出血最少。

图 6.68 展示了将输尿管向耻骨联合方向游离并显露膀胱宫颈韧带后（背）叶（由虚线围成的区域）。

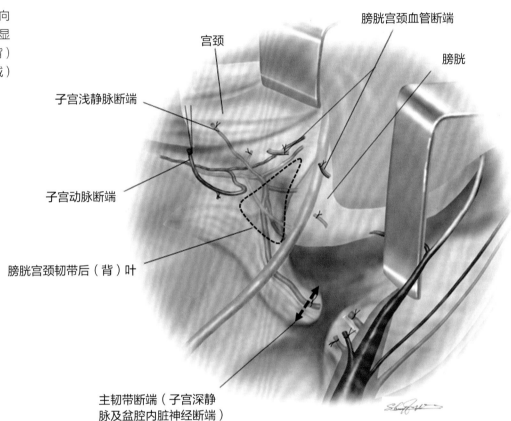

图6.68　将输尿管向耻骨联合方向游离并显露膀胱宫颈韧带后（背）叶（由虚线围成的区域）

宫颈

膀胱宫颈血管断端

膀胱

子宫浅静脉断端

子宫动脉断端

膀胱宫颈韧带后（背）叶

主韧带断端（子宫深静脉及盆腔内脏神经断端）

6.6　处理膀胱宫颈韧带后（背）叶

6.6.1　逐步分离膀胱宫颈韧带后（背）叶

6.6.1.1　处理输尿管与宫颈之间的一条静脉

通过将膀胱输尿管向耻骨联合侧的游离（图 6.69），可以暴露出膀胱宫颈韧带的后（背）叶。在膀胱宫颈韧带后（背）叶的头端，可以看到一条从输尿管到宫颈走行的静脉。将该静脉从结缔组织中分离出来，双重钳夹、离断和结扎。完成此步骤后，输尿管与膀胱的活动度增加，可使输尿管向耻骨联合进一步游离。

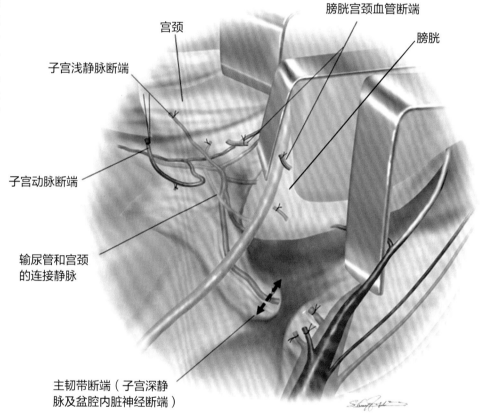

图6.69　将输尿管、膀胱向耻骨联合侧的游离可使膀胱宫颈韧带后（背）叶暴露。在膀胱宫颈韧带后（背）叶的头端，通常可见一条从输尿管到子宫颈走行的静脉。将该静脉离断（图中未展示）

宫颈

膀胱宫颈血管断端

膀胱

子宫浅静脉断端

子宫动脉断端

输尿管和宫颈
的连接静脉

主韧带断端（子宫深静
脉及盆腔内脏神经断端）

6.6.1.2　通过将输尿管和膀胱向耻骨联合提拉以及将主韧带断端与盆腔侧壁和直肠侧壁的分离来显露膀胱宫颈韧带后（背）叶

用血管钳钳夹主韧带的断端（带有子宫深静脉和盆腔内脏神经的分支之一），将主韧带背侧的结缔组织与盆壁和直肠侧壁分离。

在切断连接输尿管和宫颈的静脉后，用两个 L 型拉钩将输尿管和膀胱牵拉至耻骨联合侧，同时将主韧带的断端（带有子宫深静脉和盆腔内脏神经的一个分支）向上提起。这样可使膀胱宫颈韧带后（背）叶的结缔组织在膀胱的头端和主韧带的子宫侧之间清晰地展开。对于分离膀胱宫颈韧带后（背）叶来说，

很重要的一点是要给主韧带和膀胱之间的结缔组织提供张力。由于膀胱宫颈韧带后（背）叶结缔组织中的静脉是从膀胱汇入主韧带的子宫深静脉，因此，施加张力有助于识别膀胱宫颈韧带后（背）叶中的这些静脉。

图 6.70 展示了向耻骨联合侧牵拉输尿管和膀胱，向头端提起主韧带断端，向膀胱宫颈韧带后（背）叶施加张力，以识别韧带内与子宫深静脉相连的膀胱静脉（由虚线围成的区域）。

图 6.70　向耻骨联合侧牵拉输尿管和膀胱，向头端提起主韧带断端，向膀胱宫颈韧带后（背）叶施加张力，以识别韧带内与子宫深静脉相连的膀胱静脉（由虚线围成的区域）

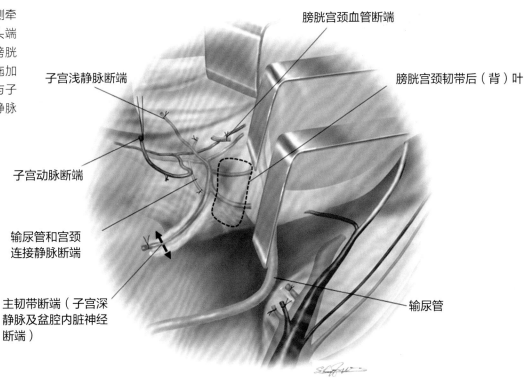

6.6.1.3 膀胱中静脉的游离

仔细分离膀胱宫颈韧带后（背）叶的结缔组织。在膀胱宫颈韧带后（背）叶的头端，可见从膀胱延伸至主韧带内的子宫深静脉的膀胱中静脉，将其游离。

图 6.71 为游离膀胱中静脉。

图6.71 游离膀胱中静脉

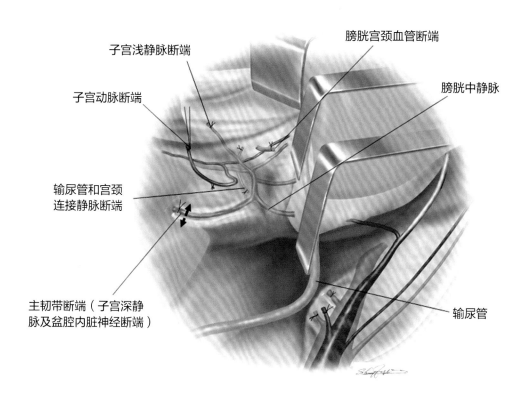

子宫浅静脉断端

子宫动脉断端

膀胱宫颈血管断端

膀胱中静脉

输尿管和宫颈
连接静脉断端

主韧带断端（子宫深静
脉及盆腔内脏神经断端）

输尿管

6.6.1.4　切断膀胱中静脉并游离膀胱下静脉

双重钳夹、切断、结扎膀胱中静脉。此外，游离出从膀胱后方平行于宫颈走行的静脉（膀胱下静脉），该静脉汇入子宫深静脉。

图 6.72 为切断膀胱中静脉并游离膀胱下静脉。

图6.72　切断膀胱中静脉并游离膀胱下静脉

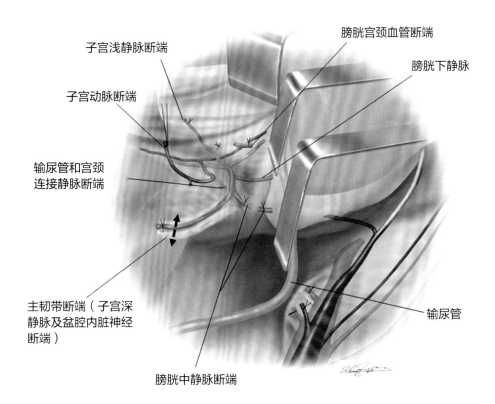

6.6.1.5　切断膀胱下静脉

双重钳夹、结扎、离断膀胱下静脉。通常情况下，通过切断膀胱下静脉，膀胱输尿管与宫颈侧壁和阴道上段完全分离。在宫颈侧壁和阴道上段，可以显露来自阴道（阴道旁）的血管。

图 6.73 为切断膀胱下静脉。

图6.73　切断膀胱下静脉

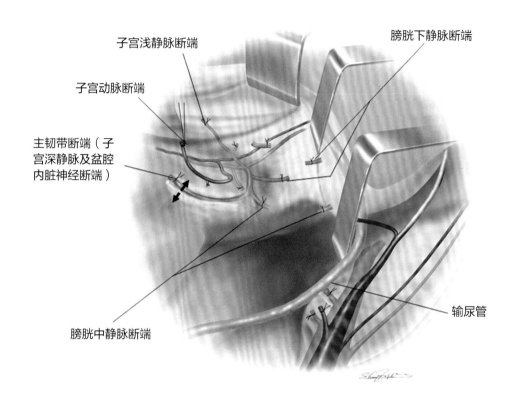

子宫浅静脉断端

膀胱下静脉断端

子宫动脉断端

主韧带断端（子宫深静脉及盆腔内脏神经断端）

膀胱中静脉断端

输尿管

6.6.1.6　切断膀胱宫颈韧带后（背）叶后的视图

切断膀胱宫颈韧带后（背）叶可使输尿管与膀胱从宫颈和阴道上段分离。膀胱输尿管的头端与宫颈 / 阴道上段的外侧之间形成的图像类似于一本打开的书（图 6.74）。膀胱宫颈韧带后（背）叶的完全离断使膀胱和输尿管从阴道壁上分离。

图6.74　膀胱宫颈韧带后（背）叶的完全分离，使得膀胱和输尿管与阴道壁及阴道旁（阴道血管）分离。膀胱输尿管的头端与宫颈/阴道上段的外侧之间形成的图像类似于一本打开的书

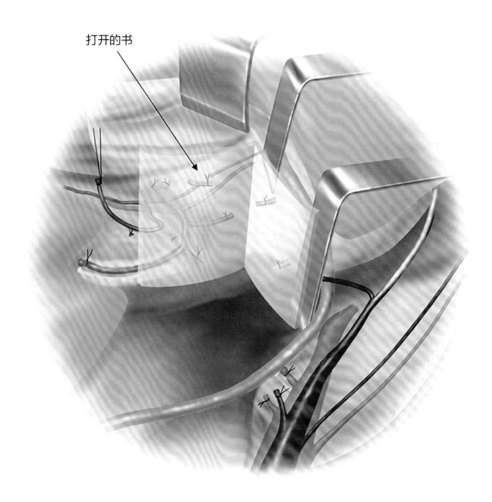

打开的书

6.6.1.7 切断膀胱宫颈韧带后（背）叶的好处

切断膀胱宫颈韧带后（背）叶是指将汇入子宫深静脉的膀胱静脉离断，从而将膀胱 / 输尿管与子宫 / 阴道的血管分离。不仅如此，如果膀胱能从阴道前壁（膀胱三角区和阴道前壁之间的结缔组织）分离出来，膀胱 / 输尿管就能与子宫 / 阴道分离。在这种情况下，子宫仅通过阴道两侧的血管（阴道旁）与阴道相连。阴道旁组织的切除长度取决于疾病的严重程度。膀胱宫颈韧带后（背）叶的单独处理具有这样一个好处，即能够根据疾病的严重程度调整阴道旁组织的离断水平。

在西方国家进行的广泛性子宫切除术中，没有膀胱宫颈韧带后（背）叶与阴道旁组织单独处理的概念。膀胱宫颈韧带后（背）叶单独处理的手术方法由 Hidekazu Okabayashi 提出。这是 Okabayashi 广泛性子宫切除术最有亮点的地方之一。

【注意事项】

1. 在逐步处理膀胱宫颈韧带后（背）叶的过程中，每一处的结缔组织和脂肪组织并不总是相同的。游离血管有时会因为粘连变得困难。在这种情况下，经典的 Okabayashi 广泛性子宫切除术所描述的利用剪刀插入 / 刺入 Okabayashi 阴道旁间隙以从阴道血管（阴道旁）分离出膀胱宫颈韧带的后（背）叶，为您提供了另一种途径（在第 4 章和第 5 章有所描述）。

2. 清除膀胱侧间隙的脂肪组织，尤其是膀胱宫颈韧带后（背）叶的背侧部分以及膀胱周围的脂肪组织，有助于识别膀胱宫颈韧带后（背）叶的血管。

6.6.1.8　将主韧带（子宫深静脉、盆腔内脏神经）断端与直肠外侧面分离

提起主韧带的断端（子宫深静脉与盆腔内脏神经断端），并在盆腔内脏神经与腹下神经汇合处，将其与直肠外侧面的结缔组织分离（图 6.75）。这个汇合点就是下腹下神经丛。

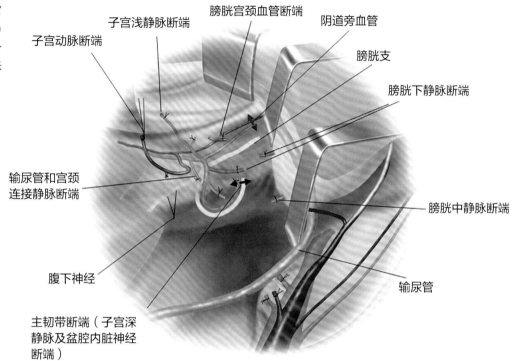

图6.75　主韧带（子宫深静脉、盆腔内脏神经）断端与直肠外侧面的分离。紫色双向箭头所示为阴道旁的血管

子宫浅静脉断端
子宫动脉断端
膀胱宫颈血管断端
阴道旁血管
膀胱支
膀胱下静脉断端
输尿管和宫颈连接静脉断端
膀胱中静脉断端
腹下神经
输尿管
主韧带断端（子宫深静脉及盆腔内脏神经断端）

6.6.2 切断直肠阴道韧带

6.6.2.1 俯视图

　　将子宫向腹侧/耻骨侧牵拉，用手将直肠向头端牵拉。这有助于暴露直肠和阴道两侧间的结缔组织束。该结缔组织束就是直肠阴道韧带。采用单极或双极电凝切断直肠阴道韧带。直肠阴道韧带的离断解放了阴道壁的背侧。因此，可以根据肿瘤侵犯情况选择阴道切除的长度。

　　图 6.76 为直肠阴道韧带的俯视图。

图6.76 直肠阴道韧带的俯视图。腹下神经通常在打开Okabayashi直肠侧间隙时被切断，直肠与阴道上段间的结缔组织束为直肠阴道韧带。将这个韧带离断

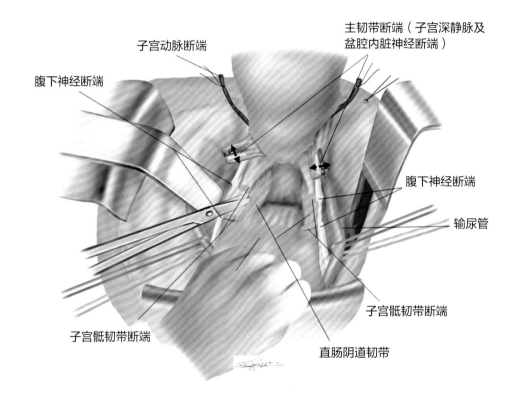

子宫动脉断端

主韧带断端（子宫深静脉及盆腔内脏神经断端）

腹下神经断端

腹下神经断端

输尿管

子宫骶韧带断端

子宫骶韧带断端

直肠阴道韧带

6.6.2.2　盆腔侧视图

图 6.77 所示为切断直肠阴道韧带的盆腔侧视图。

图6.77　直肠阴道
韧带位置的盆腔侧
视图

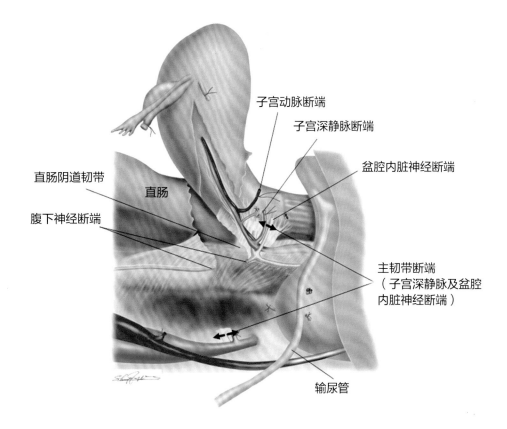

子宫动脉断端

子宫深静脉断端

盆腔内脏神经断端

直肠阴道韧带

直肠

腹下神经断端

主韧带断端
（子宫深静脉及盆腔
内脏神经断端）

输尿管

6.6.3 进一步分离直肠阴道韧带

向头端牵拉子宫，可伸展子宫侧的下腹下神经丛的膀胱支。在直肠阴道韧带的离断过程中，可能要牺牲下腹下神经丛的膀胱支。

图 6.78 为直肠阴道韧带进一步切开的方向。

图6.78 直肠阴道韧带进一步切开的方向。下腹下神经丛的膀胱支在直肠阴道韧带的离断过程中经常会受损伤或被切断

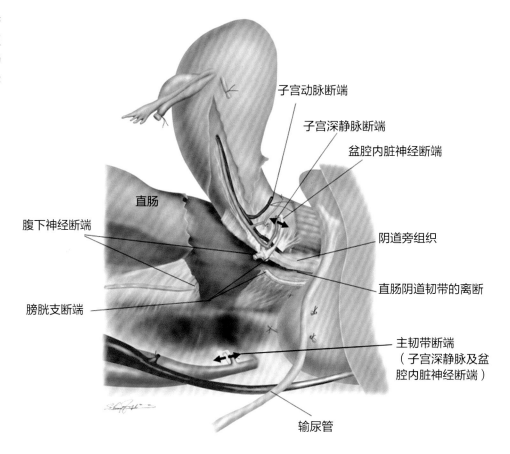

子宫动脉断端

子宫深静脉断端

盆腔内脏神经断端

直肠

腹下神经断端

阴道旁组织

直肠阴道韧带的离断

膀胱支断端

主韧带断端
（子宫深静脉及盆腔内脏神经断端）

输尿管

6.6.4 切断阴道旁（阴道血管）

切断直肠阴道韧带可以将阴道血管（阴道旁）从直肠侧壁的结缔组织中分离出来。然后，根据肿瘤的侵犯程度来选择阴道切除的长度，确定后即在该水平钳夹、离断和结扎阴道旁血管（图 6.79）。

图6.79 钳夹阴道旁（阴道血管）并在两止血钳之间离断

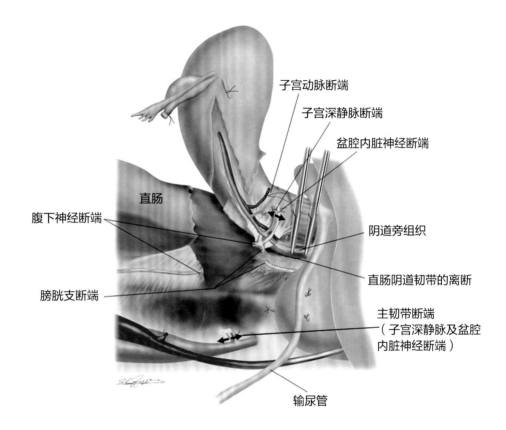

6.6.5 切开阴道壁

离断阴道旁组织使得子宫从除阴道外的所有的结构中脱离。当分离完两侧的阴道旁组织，并确定阴道切除的长度后，就可在阴道壁的腹侧切开阴道（图6.80）。

图6.80 切开阴道壁

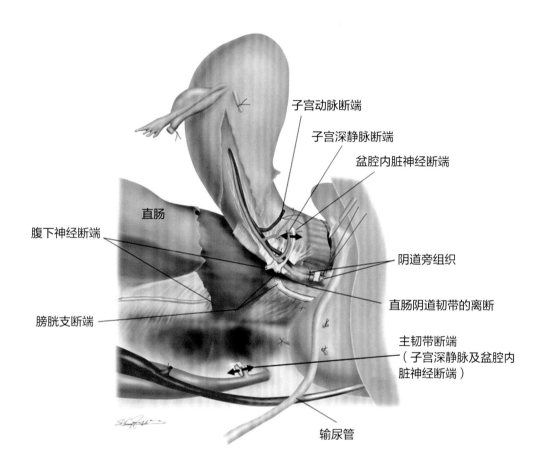

子宫动脉断端

子宫深静脉断端

盆腔内脏神经断端

直肠

腹下神经断端

阴道旁组织

直肠阴道韧带的离断

膀胱支断端

主韧带断端（子宫深静脉及盆腔内脏神经断端）

输尿管

6.6.6 切断阴道壁并缝合阴道残端

图6.81是切除子宫的腹侧视图。根据疾病所需，确定切除阴道的位置。用长L型钳夹于阴道的子宫侧。长L型钳可用于确定阴道切除的长度，同时防止癌细胞和阴道上段液体的漏出。在阴道壁打开的同时通过在阴道内放置纱布，可将积液和癌细胞推出阴道外。在切开阴道壁时，用长的Kocher钳夹住阴道断端。切除子宫后，沿着长的Kocher钳钳夹的位置缝合阴道残端。从阴道腹侧边缘到阴道背侧边缘缝合2~3针，以缝闭阴道残端。

图6.81 阴道壁的离断

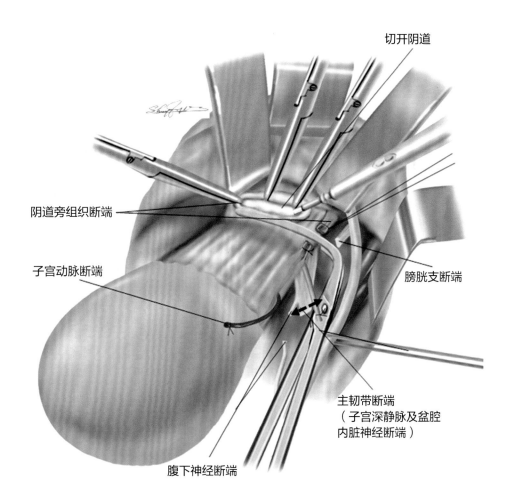

切开阴道

阴道旁组织断端

子宫动脉断端

膀胱支断端

主韧带断端
（子宫深静脉及盆腔
内脏神经断端）

腹下神经断端

6.6.7 缝合部分盆腔腹膜，并将引流管置入腹膜后间隙

仔细观察盆腔，检查出血，确保止血。然后用生理盐水清洗盆腔。封闭部分的膀胱反折腹膜和子宫直肠反折腹膜。对直肠侧间隙腹侧的腹膜不予以闭合，以促进淋巴结切除术后腹膜表面对淋巴液的吸收。盆腔引流管经腹部插入双侧腹膜后间隙（图6.82）。如果2天内未观察到出血，通常可以将引流管拔除。

图6.82 盆腔腹膜部分缝合，引流管插入腹膜后间隙

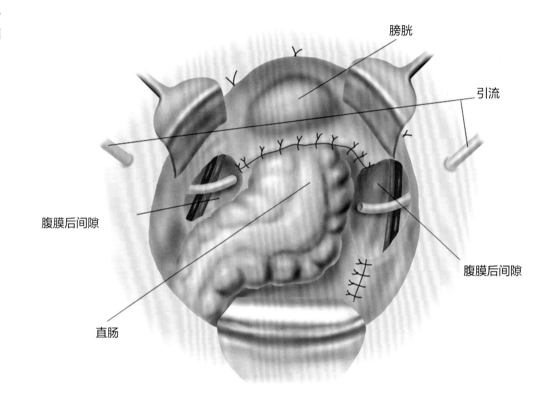

膀胱

引流

腹膜后间隙

腹膜后间隙

直肠

6.6.8　关闭腹腔

　　闭合腹侧腹膜及筋膜后，间断缝合皮肤。现在流行美容缝线。在窥阴器下取出术中塞入阴道的纱布，并检查阴道残端缝合的情况。结束手术。图 6.83 为关闭腹腔。

图6.83　关闭腹腔

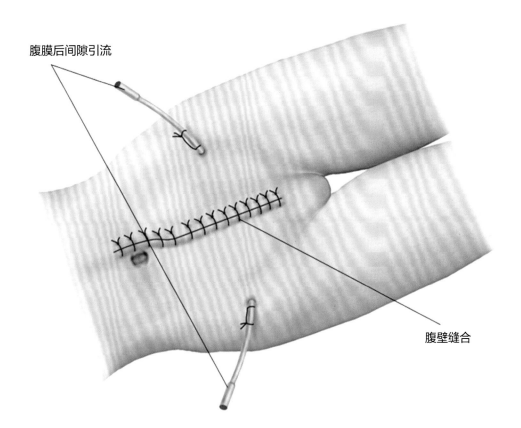

腹膜后间隙引流

腹壁缝合

参考文献

1. Fujiwara T.Surgery for cervical cancer （in Japanese）. Tokyo: Igakushoin，1983.

2. Höckel M，Konerding M A， Heussel C P.Liposuction-assisted nerve-sparing extended radical hysterectomy: oncologic rationale， surgical anatomy， and feasibility study. Am J Obstet Gynecol，1998，178:971-976.

3. Horn L C， Fischer U， Höckel M.Occult tumor cells in surgical specimens from cases of earlycervical cancer treated by liposuction-assisted nerve-sparing radical hysterectomy. Int J Gynecol Cancer，2001，11:159-163.

参考文献

保留神经的广泛性子宫切除术

7.1 严重的膀胱功能障碍 / 结直肠动力障碍是广泛性子宫切除术的常见并发症

自 1911 年 Wertheim 引入广泛性子宫切除术以来 [1]，他的方法成为西方国家宫颈癌手术治疗的标准方法。然而，日本京都帝国大学的 Takayama 和 Okabayashi 认为 Wertheim 的方法对于浸润性宫颈癌来说还不够彻底。他们追求创造一个"更好"的手术。

Okabayashi 在 1921 年建立了一个以解剖为导向的方法来完成比 Wertheim 方法更彻底的手术 [2]。然而，术后两种方法都常伴有严重的膀胱功能障碍和结肠动力障碍，严重影响患者的生活质量。

图 7.1 为广泛性子宫切除术的常见并发症。

图 7.1 广泛性子宫切除术的常见并发症

严重的膀胱功能障碍和结肠动力障碍

是

广泛性子宫切除术的常见并发症

例如

Wertheim术式和Okabayashi术式也会产生如此的并发症

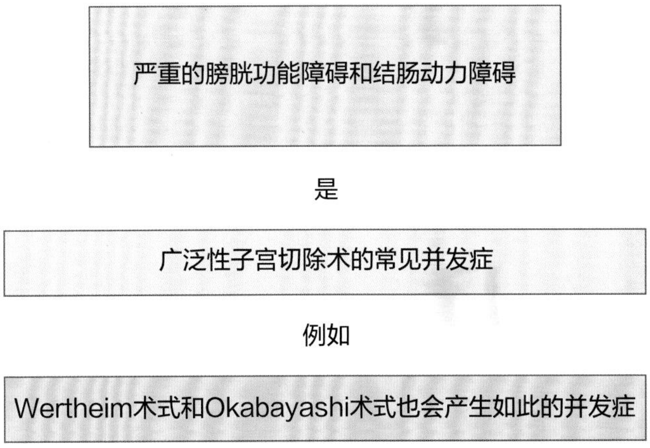

7.1.1　子宫、直肠和膀胱的神经支配

　　子宫、阴道、膀胱和直肠由运动与感觉自主神经支配（交感神经和副交感神经起源）。交感神经纤维来自 T10~L2，形成腹下神经。副交感神经纤维来源于盆壁的 S2、S3、S4，形成盆腔内脏神经。

这些纤维汇合并构成下腹下神经丛，发出通向子宫和膀胱的分支[3-6]。

　　图 7.2 为子宫、直肠和膀胱的神经支配。

图7.2　子宫、直肠和膀胱的神经支配

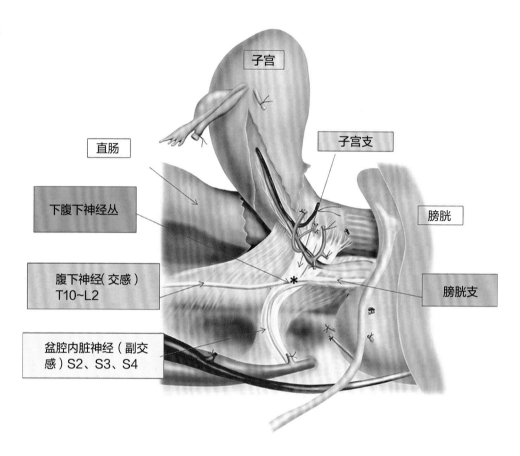

7.1.2 广泛性子宫切除术中神经损伤的位置

在广泛性子宫切除术中，如 Wertheim 术式和 Okabayashi 术式，子宫骶韧带和直肠阴道韧带的切断可导致腹下神经损伤[7, 8]。阴道旁血管的离断过程会对下腹下神经丛的膀胱支造成损伤[7, 8]。在 Okabayashi 术式中，处理子宫主韧带的深静脉时可损伤盆腔内脏神经。相反，Wertheim 方法通常不分离子宫深静脉（主韧带）。因此，反而似乎不太可能损伤盆腔内脏神经。然而，Wertheim 的方法不只离断主韧带，而是离断包括子宫旁和阴道旁组织在内的所有宫颈旁组织。在离断这些宫颈旁组织的过程中，Wertheim 的方法增加了损伤从下腹下神经丛发出来的膀胱支的可能性。

图7.3 为广泛性子宫切除术中神经损伤的位置。

图7.3 广泛性子宫切除术中神经损伤的位置

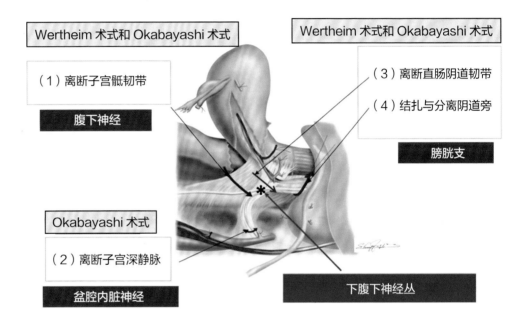

Wertheim 术式和 Okabayashi 术式

（1）离断子宫骶韧带

腹下神经

Okabayashi 术式

（2）离断子宫深静脉

盆腔内脏神经

Wertheim 术式和 Okabayashi 术式

（3）离断直肠阴道韧带

（4）结扎与分离阴道旁

膀胱支

下腹下神经丛

7.1.3　保留神经的广泛性子宫切除术的尝试

东京大学的日本医生 Takashi Kobayashi 是保留神经广泛性子宫切除术的先驱。Kobayashi 改良 Okabayashi 广泛性子宫切除术，试图在术中保留神经功能。1961 年，Kobayashi[9] 描述了通过在分离主韧带过程中将血管部分（子宫深静脉）从其背侧质硬条索（盆腔内脏神经）分离以保留盆腔内脏神经，从而改善术后膀胱功能的概念。随后，Sakamoto[10, 11] 和 Kuwabara[12] 成功将这些理念变为现实。后在 1983 年，北野医院的 Fujiwara[13] 描述了通过仅切断下腹下神经丛的子宫支来保留腹下神经与盆腔内脏神经和膀胱支的重要性。从那时起，日本和西方国家的医生开始进行保留神经的广泛性子宫切除术，并发表了许多关于保留神经的广泛性子宫切除术的论文 [14-25]。尽管如此，几乎所有发表的关于保留神经的广泛性子宫切除术的论文都不能清楚地描述下腹下神经丛及其膀胱支和子宫支的外科解剖。而那些关于 Wertheim 或 Piver Ⅲ 型手术的报道也仅描述了游离腹下神经的过程，对盆腔内脏神经或下腹下神经丛的膀胱支的处理通常没有明确说明 [14-20]。原因很简单，因为 Wertheim 和 Piver Ⅲ 型手术既没有暴露也没有分离出子宫深静脉，而其下方就是盆腔内脏神经所在的位置。此外，虽然这些手术分离了膀胱宫颈韧带的前（腹）叶，但缺失了游离和切断膀胱宫颈韧带后（背）叶的概念，而膀胱支就在其下方。相比之下，日本医生通常会采用 Okabayashi 的广泛性子宫切除术 [26]。Okabayashi 术式需要分离胱宫颈韧带的后（背）叶，因此，在日本的报道中对腹下神经和盆腔内脏神经都有描述，并提供了更多关于下腹下神经丛的信息 [21-25]。2007 年，Fujii 等 [3] 发表了对十字形下腹下神经丛的外科解剖学的清晰描述（图 7.4、图 7.5 和图 7.6），并报道了如何从神经丛中单独分离子宫支。如果子宫支被单独处理，术后膀胱功能就得以保留。这篇文章引起了许多医生的极大的兴趣，因此，保留神经的广泛性子宫切除术变得非常流行 [27-29]。

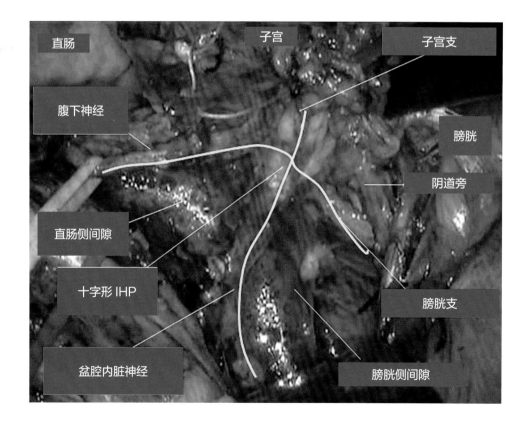

图7.4 下腹下神经丛：保留神经的广泛性子宫切除术中由腹下神经、盆腔内脏神经、膀胱支和子宫支组成的十字形下腹下神经丛的照片

7.1.4 保留神经的广泛性子宫切除术的原则

保留神经的广泛性子宫切除术的原则（图 7.5）其实很简单。首先，识别腹下神经。然后，暴露下腹下神经丛和子宫支 / 膀胱支，再单独将子宫支切断。

图 7.5 保留神经的广泛性子宫切除术的原则：将下腹下神经丛发出的子宫支单独切断（带有双向箭头的红线所示）

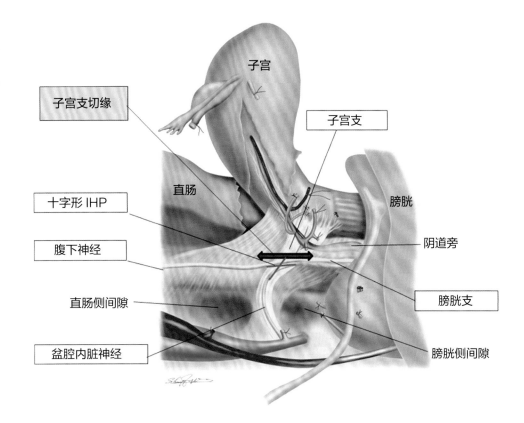

7.1.5　保留神经的广泛性子宫切除术的解剖学描述

通过单独分离子宫支，下腹下神经丛由十字形变为T形（图7.6），即由腹下神经、盆腔内脏神经和膀胱支组成。保留神经的广泛性子宫切除术的目的就是保留T形下腹下神经丛，这能改善患者术后的排尿功能。

图7.6　经单独分离子宫支（双向箭头的红色线），下腹下神经丛由十字形变为T形（带三向箭头的黄色T形线）

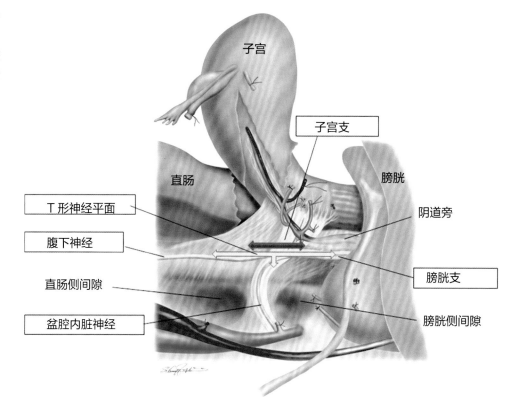

7.1.6　保留神经的广泛性子宫切除术的适应证

与传统的广泛性子宫切除术不同的是，保留神经的广泛性子宫切除术分离并保留内侧的一个组织层（盆腔神经板）。因此，保留神经的广泛性子宫切除术的适应证应为 FIGO ⅠB 期的患者。对于ⅠB2 期，如果强烈怀疑有侵犯，则不建议保留神经。对于 FIGO ⅡB 期患者，由于下腹下神经丛的位置通常非常接近ⅡB 期病变的浸润灶，所以不宜选择保留神经手术。当然，如果侵犯仅限于一侧的宫旁组织，则在另一侧进行保留神经的手术也是可行的。保留单侧 T 形下腹下神经丛也能够获得满意的膀胱功能。但有一点非常重要，就是要仔细确认肿瘤的范围。对于年轻患者，如果一侧主韧带有侵犯，可选择将该侧的主韧带以及髂内血管系统同时切除的超根治性子宫切除术或侧方扩大性宫旁切除术。然而，如果对侧无侵犯，那么在对侧采用保留神经的广泛性子宫切除术也是一种选择。如果我们能保留直肠两侧的 T 形神经平面，患者的排尿功能就会得到改善。

图 7.7 为在阴道子宫颈水平的骨盆横截面上，Okabayashi 广泛性子宫切除术的界限显示为虚线（骨盆左侧）。在骨盆右侧使用两个不同长度的虚线以显示保留神经的广泛性子宫切除术的界限。

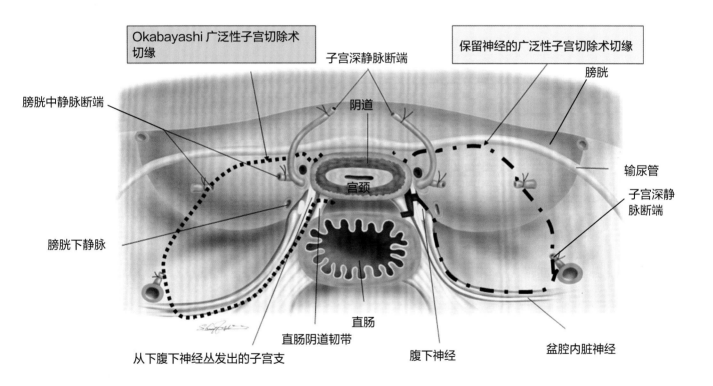

图7.7　在阴道子宫颈水平的骨盆横截面上，Okabayashi 广泛性子宫切除术的界限显示为虚线（骨盆左侧）。在骨盆右侧使用两个不同长度的虚线以显示保留神经的广泛性子宫切除术的界限

参考文献

1. Wertheim E. Die erweiterte abdominale Operation bei Carcinoma colli Uteri（auf Grund von 500 Fallen）. Berlin：Urban & Schwarzenberg，1911.

2. Okabayashi H. Radical abdominal hysterectomy for cancer of the cervix uteri，modification of the Takayama operation. Surg Gynecol Obstet，1921，33:335–341.

3. Fujii S，Takakura K，Matsumura N，et al. Anatomic identification and functional outcomes of the nerve sparing Okabayashi radical hysterectomy. Gynecol Oncol.，2007，107:4–13.

4. Maas C P，Trimbos J B，DeRuiter C，et al. Nerve sparing radical hysterectomy: latest developments and historical perspective. Crit Rev Oncol Hematol，2003，48:271–279.

5. Dursun P，Ayhan A，Kuscu E. Nerve-sparing radical hysterectomy for cervical carcinoma. Crit Rev Oncol Hematol，2009，70:195–205.

6. Rob L，Halaska M，Robova H. Nerve-sparing and individually tailored surgery for cervical cancer. Lancet Oncol，2010，11:292–301.

7. Fujii S. Original film of the Okabayashi's radical hysterectomy by Okabayashi himself in 1932，and two films of the precise anatomy necessary for nerve-sparing Okabayashi's radical hysterectomy clarified by Shingo Fujii. Int J Gynecol Cancer，2008，18:383–385.

8. Fujii S. Anatomic identification of nerve-sparing radical hysterectomy: a step-by-step procedure. Gynecol Oncol，2008，111:S33–S41.

9. Kobayashi T. Abdominal radical hysterectomy with pelvic lymphadenectomy for cancer of the cervix（in Japanese）. Tokyo: Nanzando，1961.

10. Sakamoto S. Radical hysterectomy with pelvic lymphadenectomy—the Tokyo method. In: Coppleson M. Gynecologic oncology. 2nd ed. Edinburg: Churchill Livingstone，1992:1257–1268.

11. Sakamoto S，Takizawa K. An improved radical hysterectomy with fewer urological complications and with no loss of therapeutic results for invasive cervical cancer. Baillieres Clin Obstet Gynaecol，1988，2:953–962.

12. Kuwabara Y，Suzuki M，Hashimoto M，et al. New method to prevent bladder dysfunction after radical hysterectomy for uterine cervical cancer. J Obstet Gynaecol Res，2000，26:1–8.

13. Fujiwara T. Surgery for cervical cancer（in Japanese）. Tokyo: Igakushoin，1983.

14. Possover M，Stöber S，Plaul K，et al. Identification and preservation of the motoric innervation of the bladder in radical hysterectomy type III. Gynecol Oncol，2000，79:154–157.

15. Trimbos J B，Maas C P，Deruiter M C，et al. Anerve-sparing radical hysterectomy: guidelines and feasibility in Western patients. Int J Gynecol Cancer，2001，11:180–186.

16. Barton D P，Butler-Manuel S A，Buttery D，et al. A nerve-sparing radical hysterectomy: guidelines and feasibil-ity in Western patients. Int J Gynecol Cancer，2002，12:319.

17. Possover M. Technical modification of the nerve-sparing laparoscopy- assisted vaginal radical hysterectomy type 3 for betterreproducibility of this procedure. Gynecol Oncol，2003，90:245–247.

18. Raspagliesi F，Ditto A，Fontanelli R，et al. Nerve-sparing radical hysterectomy: a surgical technique for preserving the autonomic hypogastric nerve. Gynecol Oncol，2004，93:307–314.

19. Maas C P，Kenter G G，Trimbos J B，et al. Anatomical basis for nerve-sparing radical hysterectomy: immunohistochemical study of the pelvic autonomic nerves. Acta Obstet Gynecol Scand，2005，84:868–874.

20. Raspagliesi F，Ditto A，Fontanelli R，et al. Type II versus type III nerve-sparing radical hysterectomy: comparison of lower urinary tract dysfunctions. Gynecol Oncol，2006，102:256–262.

21. Murakami G，Yabuki Y，Kato T. A nerve-sparing radical hysterectomy: guidelines and feasibility in Western patients. Int J Gynecol Cancer，2002，12:319–321.

22. Kato T，Murakami G，Yabuki Y. A new perspective on nerve-sparing radical hysterectomy: nerve topography and over-preservation of the cardinal ligament. Jpn J Clin Oncol，2003，33:589–591.

23. Sakuragi N，Todo Y，Kudo M，et al. A systematic nerve-sparing radical hysterectomy technique in invasive cervical cancer for preserving postsurgical bladder function. Int J Gynecol Cancer，2005，15:389–397.

24. Katahira A，Niikura H，Kaiho Y，et al. Intraoperative electrical stimulation of the pelvic splanchnic nerves during nerve-sparing radical hysterectomy. Gynecol Oncol，2005，98:462–466.

25. Kato K，Suzuka K，Osaki T，et al. Unilateral or bilateral nervesparing radical hysterectomy: a surgical technique to preserve the pelvic autonomic nerves while increasing radicality. Int J Gynecol Cancer，2007，17:1172–1178.

26. Okabayashi H. Abdominale systematische Panhysterektomie furKarzinoma des Uterus. Jpn J Obstet Gynecol，1928，11:136,153.

27. Magrina J F，Pawlina W，Kho R M，et al. Robotic nervesparing radical hysterectomy: feasibility and technique. Gynecol Oncol，2011，121:605–609.

28. Narducci F，Collinet P，Merlot B，et al. Benefit of robot-assisted laparoscopy in nerve-sparing radical hysterectomy: urinary morbidity in early cervical cancer. Surg Endosc，2013，27:1237–1242.

29. Sakuragi N. Nerve-sparing radical hysterectomy: time for a new standard of care for cervical cancer? J Gynecol Oncol，2015，26:81–82.

第 8 章

保留神经的广泛性子宫切除术及盆腔淋巴结清扫术的分步骤解析

8.1 保留神经的广泛性子宫切除术的手术步骤

在分离主韧带至子宫深静脉之前，保留或不保留神经的广泛性子宫切除术步骤相同（如第 5 章所述）。因此，保留神经的广泛性子宫切除术所需的详细手术步骤从分离主韧带开始。

8.2 不保留神经的操作步骤

1. 打开腹腔
2. 暴露盆腔
3. 视诊和触诊肿瘤的大小及传播程度并确定是否能够切除
4. 提拉子宫
5. 结扎和切断圆韧带（打开阔韧带间的结缔组织）
6. 结扎和切断卵巢悬韧带（卵巢血管）并确定输尿管
7. 初步打开直肠侧间隙
8. 打开子宫直肠反折腹膜
9. 打开膀胱反折腹膜
10. 盆腔淋巴结清扫术

8.3 保留神经的操作步骤

1. 处理主韧带
2. 处理腹下神经
3. 打开直肠阴道间隙和离断子宫骶韧带
4. 膀胱的游离以及膀胱宫颈韧带的解剖
5. 处理膀胱宫颈韧带前（腹）叶
6. 处理膀胱宫颈韧带后（背）叶
7. 下腹下神经丛的辨认
8. 盆腔神经板的概念
9. 切断直肠阴道韧带
10. 分离膀胱支与阴道旁组织
11. 分离子宫支与下腹下神经丛
12. 切断子宫支
13. 分离直肠阴道韧带并保留 T 形神经板
14. 钳夹阴道旁组织
15. 切断和缝扎阴道旁组织
16. 切开阴道壁并切除阴道
17. 切除子宫并保留 T 形神经平面
18. 关闭阴道残端
19. 缝合部分盆腔腹膜并将引流管插入腹膜后间隙
20. 关闭腹壁
21. 术后治疗

8.4　处理主韧带

8.4.1　淋巴结清扫术后的盆腔视图

盆腔淋巴结清扫术后（图 8.1），髂外血管和髂内血管几乎裸化，可以看到闭孔窝内的闭孔神经和动脉 / 静脉，以及膀胱侧间隙和 Latzko 直肠侧间隙。

图 8.1　淋巴结清扫术后的盆腔

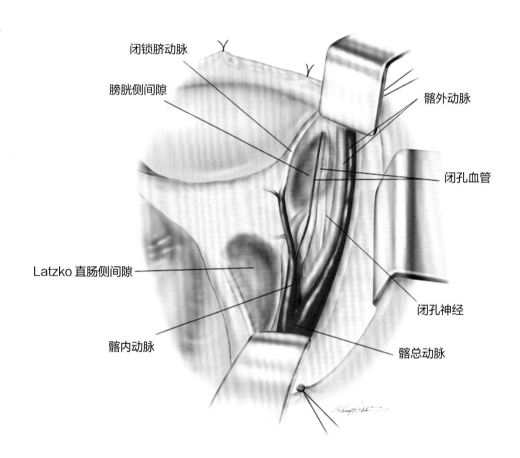

8.4.2　分离子宫动脉和膀胱上动脉之间的疏松的结缔组织

用镊子夹起闭锁脐动脉（髂内动脉的膀胱侧）以增加子宫动脉的张力，分离膀胱和闭锁脐动脉间的疏松的结缔组织。一旦子宫动脉和膀胱上动脉之间的疏松的结缔组织被分离（图 8.2），结缔组织层被打开和穿透，就可进入膀胱侧间隙。

图8.2　分离子宫动脉和膀胱上动脉间的疏松的结缔组织

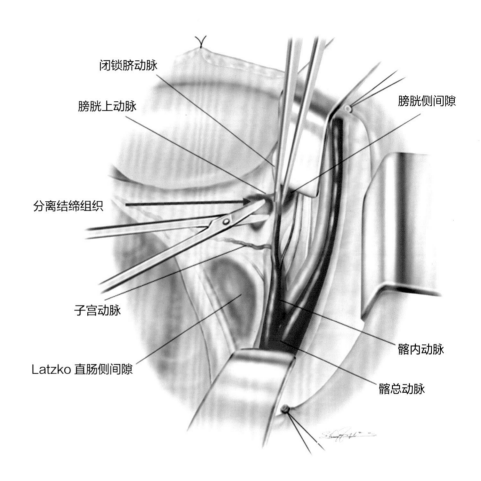

8.4.3 打开膀胱侧间隙和确定子宫动脉

用 L 型牵开器通过分开的结缔组织置入膀胱侧间隙，并朝腹股沟侧将组织（包括游离的闭锁脐动脉）拉开。将发自髂内动脉的子宫动脉在其起始处及子宫侧壁间延展开。这是暴露整条子宫动脉较为安全的方法（图 8.3）。

图8.3 分离子宫动脉

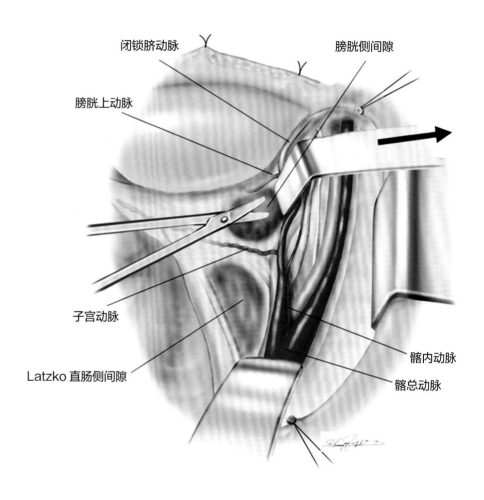

闭锁脐动脉

膀胱侧间隙

膀胱上动脉

子宫动脉

Latzko 直肠侧间隙

髂内动脉

髂总动脉

8.4.4　辨认主韧带

　　用另一个 L 型牵开器插入直肠侧间隙将直肠推向外上方，使直肠侧间隙被逐渐扩大。但 L 型牵开器插入过深可能导致盆底结缔组织撕裂，从而导致难以处理的出血。因此，在直肠侧间隙放置牵开器时要注意其尖端的合理位置。在膀胱侧间隙和直肠侧间隙之间厚厚的结缔组织就是主韧带的大体特征（图 8.4 中的双向箭头所示）。主韧带是在髂内血管和子宫 / 阴道上段侧壁之间形成的坚韧的结缔组织束。子宫动脉和子宫浅静脉沿着主韧带的最靠近腹侧的位置走行。

图8.4　主韧带的确认。双向箭头指示的是在直肠侧间隙和膀胱侧间隙之间的主韧带束

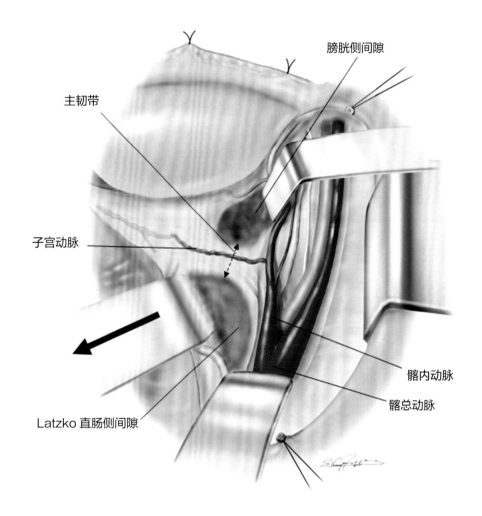

膀胱侧间隙

主韧带

子宫动脉

髂内动脉

髂总动脉

Latzko 直肠侧间隙

8.4.5　游离和切断子宫动脉

子宫动脉起源于髂内动脉，进入子宫侧壁，在主韧带的最腹侧面走行。子宫动脉很容易被分离、钳夹和双重结扎，然后在两条结扎线之间切断。子宫侧的断端通常留下一段较长的子宫动脉作为解剖标志。

图 8.5 为暴露膀胱侧间隙并辨认子宫动脉。

图8.5　暴露膀胱侧间隙并辨认子宫动脉

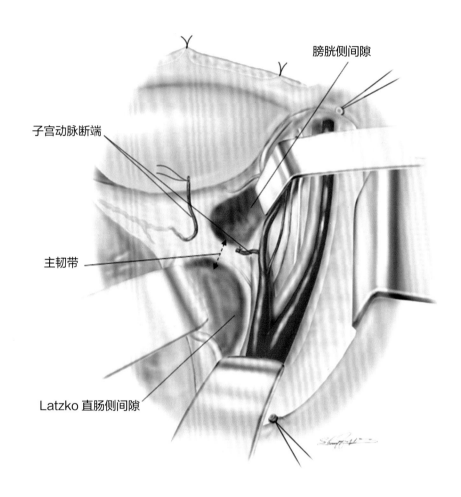

8.4.6 分离子宫浅静脉

仔细从主韧带的结缔组织中分离子宫动脉的子宫侧断端，通常可以发现与子宫动脉平行走形的子宫浅静脉。子宫浅静脉很脆，因此，需小心分离（图8.6）。如果无意中损伤血管，单极或双极电凝可有效止血。子宫浅静脉并不总是与子宫动脉平行，偶尔可见平行于输尿管走行。

图8.6 分离子宫浅静脉

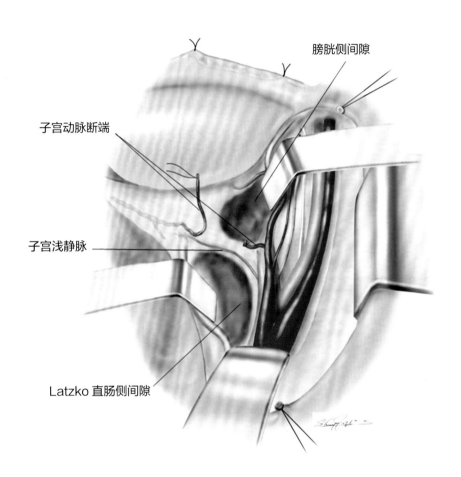

膀胱侧间隙

子宫动脉断端

子宫浅静脉

Latzko 直肠侧间隙

8.4.7 钳夹和切断子宫浅静脉

分离并用皮氏钳双重钳夹子宫浅静脉，在两把钳之间切断子宫浅静脉（图 8.7），并分别结扎断端。然后朝盆底方向分离主韧带的结缔组织。可以看到位于主韧带上的小静脉或动脉。此时，需要将每个小血管用电灼或者结扎的方法阻断。然而，子宫深静脉往往位于主韧带的背部。必须仔细分离主韧带的结缔组织和淋巴结以避免损伤子宫深静脉。

图8.7 切断子宫浅静脉

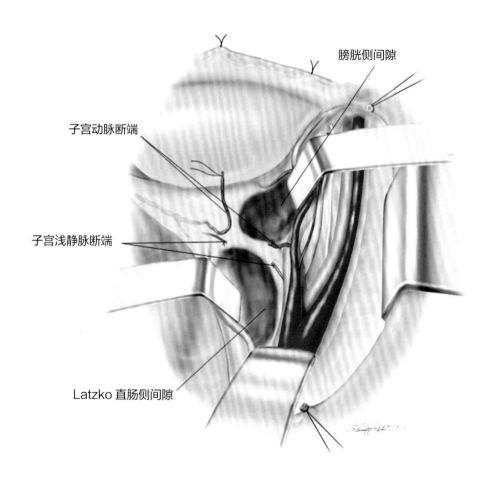

8.4.8　分离子宫深静脉

　　仔细分离主韧带间的结缔组织和淋巴结，可以发现一根从子宫侧壁汇入髂内静脉的粗大静脉（图8.8a，b），这就是子宫深静脉。应尽可能清理子宫深静脉周围的结缔组织和脂肪组织。将子宫深静脉背侧裸化，这对于分离子宫深静脉来说非常重要。

图8.8　子宫深静脉的分离。（a）图示为宫颈与髂内静脉之间的子宫深静脉。（b）是游离的子宫深静脉的手术照片，它位于宫颈与髂内静脉之间

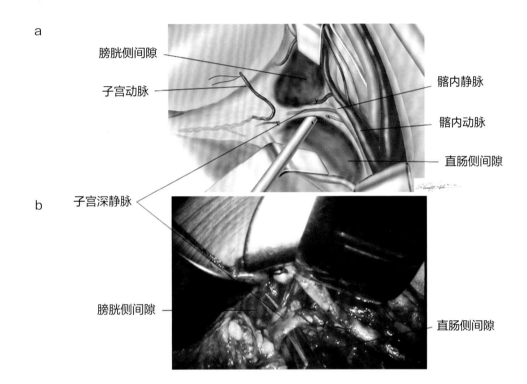

8.4.9　离断子宫深静脉并显示盆腔内脏神经

在子宫深静脉的背侧部分，常有一条与其平行走行的黄白色束，这就是盆腔内脏神经。将子宫深静脉分离并用皮氏钳双重夹闭后，在两把钳子中间离断，并分别结扎断端。损伤子宫深静脉可引发大出血，但如果已将子宫深静脉充分游离，止血就相对简单。因此，裸化主韧带底部的结缔组织和脂肪组织（子宫深静脉汇入髂内静脉的部分），是做保留神经的广泛性子宫切除术的有效而安全的保障。

图 8.9 为切断子宫深静脉后显示位于静脉下方的盆腔内脏神经。

图8.9　切断子宫深静脉后显示位于静脉下方的盆腔内脏神经。（a）子宫深静脉与盆腔内脏神经的关系。（b）切断后的子宫深静脉和盆腔内脏神经的手术照片

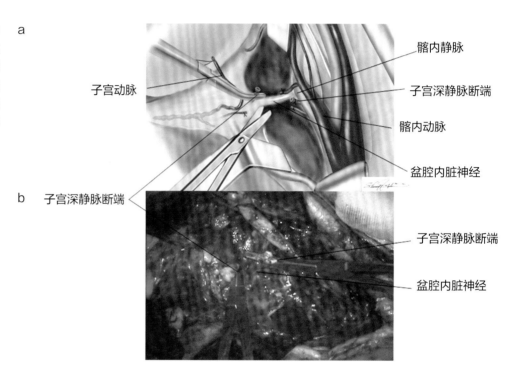

8.5　腹下神经的处理

8.5.1　分离腹下神经

在直肠侧间隙的直肠侧壁，位于输尿管背侧2~3cm处，可看见一条黄白色条索状物，即腹下神经。

腹下神经和输尿管位于同一结缔组织平面中，术中需要将它从直肠侧壁处游离开（图8.10）。

图8.10 腹下神经的游离。（a）从直肠外侧壁游离的腹下神经的图片。（b）从直肠外侧壁分离出的腹下神经的手术照片

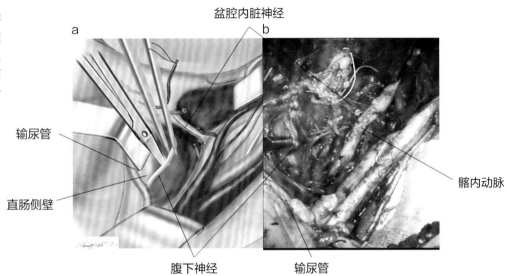

8.5.2 用血管带标记游离的腹下神经系

用血管带标记游离的腹下神经，游离腹下神经（图 8.11）至尽可能靠近盆腔内脏神经的子宫侧。

图8.11 用血管带标记
游离的腹下神经

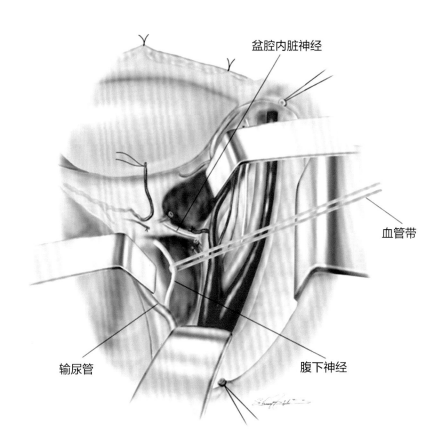

8.5.3　将输尿管从结缔组织中分离并用血管带标记

输尿管位于腹下神经腹侧。游离输尿管，并用　　　近子宫动脉断端的位置。
血管带标记（图 8.12）。尽可能将输尿管游离至靠

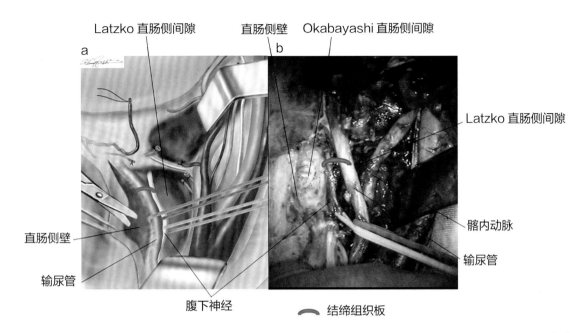

图 8.12　从结缔组织中分离输尿管并用血管带标记。（a）游离的输尿管和用血管带标记的腹下神经图示。（b）游离的输尿管和用血管带标记的腹下神经手术照片

8.6 打开直肠阴道间隙并切断子宫骶韧带

8.6.1 分离和切开道格拉斯窝（子宫直肠窝）腹膜

将子宫往耻骨方向提拉，用手将直肠表面腹膜向头端牵拉。子宫和直肠间的腹膜从子宫直肠窝被提起。在拉起的腹膜上切开并用剪刀从子宫颈背侧向外延伸，最终将两侧阔韧带的腹膜后间隙相连。可用剪刀或手指轻轻将直肠与从宫颈/阴道壁分离。

将子宫向耻骨方向提拉，用手将直肠向头端方向牵拉，可看到直肠宫颈/阴道间的疏松的结缔组织，这便是直肠阴道间隙。

图 8.13 为分离子宫直肠窝的腹膜。

图8.13 分离子宫直肠窝的腹膜

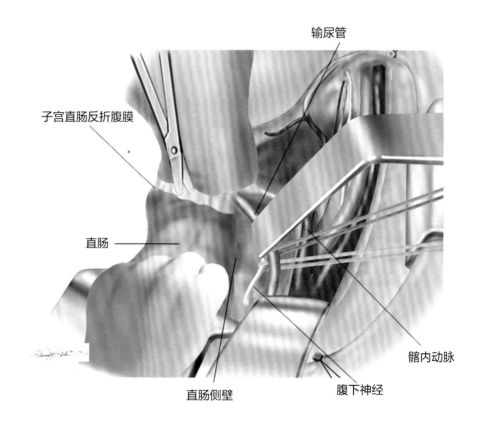

8.6.2　打开直肠阴道间隙

如果没有致密粘连或肿瘤侵犯，直肠和宫颈 /
阴道间的疏松的结缔组织很容易分离，从而可以暴
露直肠阴道间隙（图 8.14）。用剪刀尖端钝性分
离宫颈处筋膜，直肠就从宫颈 / 阴道上段被分离，

但注意应在正确的平面上进行。在直肠阴道间隙和
直肠侧间隙之间可见两条厚的结缔组织束（子宫骶
韧带）。

图 8.14　打开直肠阴道
间隙

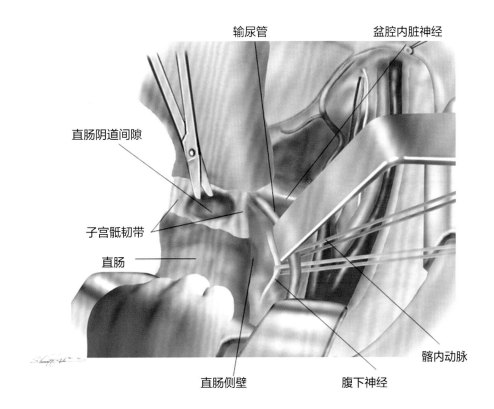

8.6.3　切断子宫骶韧带

将两侧的子宫骶韧带向前牵拉，在其靠近直肠侧壁的基底处切断。在确定腹下神经的位置后，将子宫骶韧带游离、切断，同时保留腹下神经。如果在没有确定腹下神经位置的情况下切断子宫骶韧带（图8.15），那么可能会无意间切断腹下神经。

图8.15　切断子宫骶韧带

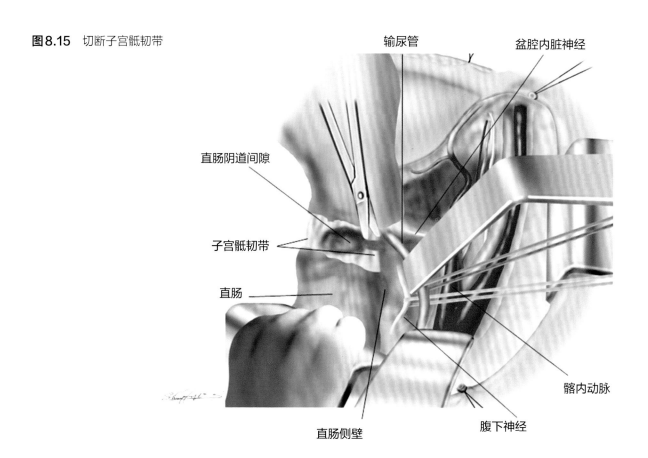

8.7 膀胱的分离以及膀胱宫颈韧带的解剖

8.7.1 将膀胱从宫颈筋膜分离

在膀胱子宫陷凹下方 1~2cm 处，沿着宫颈腹侧面打开腹膜。可以用剪刀在此处轻松分离腹膜，而不会对膀胱造成任何损害。将膀胱从宫颈筋膜一直游离到膀胱三角区水平（图 8.16）。在宫颈两侧分别见一结缔组织束，其包含输尿管、子宫动脉和少许的血管，即膀胱宫颈韧带。

图 8.16 将膀胱从宫颈筋膜分离

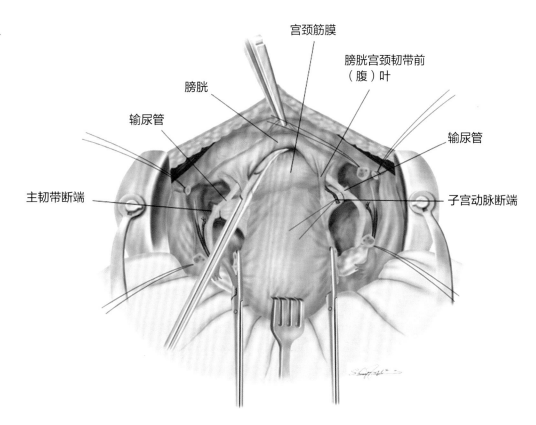

8.7.2 膀胱宫颈韧带的解剖

由于输尿管在膀胱宫颈韧带中走行,因此,分离膀胱宫颈韧带是广泛性子宫切除术的重要环节。这个环节的首要步骤就是要将输尿管"去顶"。然而,近100多年来,膀胱宫颈韧带的详细的解剖结构都是模糊不清的,直到2007年,其真正的解剖才被弄清楚。图8.17(由Shingo Fujii阐述)采用透视的方式显示了膀胱宫颈韧带内的输尿管和血管等结构。

图8.17 膀胱宫颈韧带的解剖。紫色虚线包围的区域是膀胱宫颈韧带中的输尿管和血管

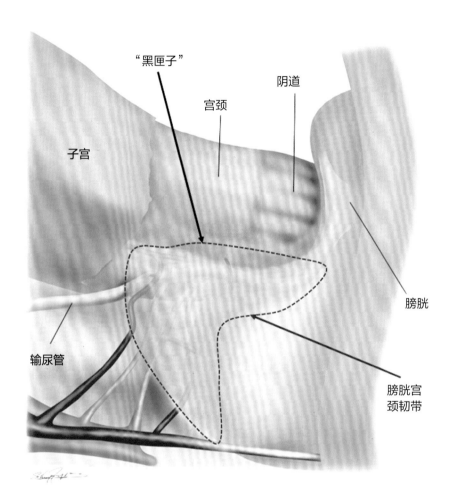

8.7.3　膀胱宫颈韧带前（腹）叶的解剖

图 8.18 显示了位于膀胱宫颈韧带前（腹）叶的血管断端和膀胱宫颈韧带后（背）叶的血管（如透视图所示）。膀胱宫颈韧带前（腹）叶离断后，可使输尿管从膀胱宫颈韧带后（背）叶表面向侧方移动。

图8.18　膀胱宫颈韧带前（腹）叶内血管离断后的解剖图，显示膀胱宫颈韧带后（背）叶的血管（由紫色虚线包围的区域）

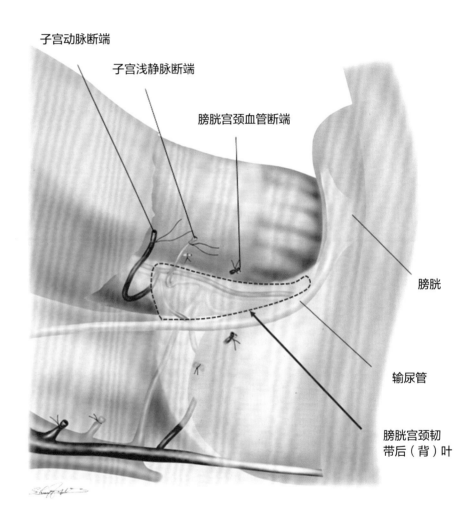

子宫动脉断端

子宫浅静脉断端

膀胱宫颈血管断端

膀胱

输尿管

膀胱宫颈韧带后（背）叶

8.7.4 膀胱宫颈韧带后(背)叶的解剖

将输尿管向腹股沟方向游离,膀胱宫颈韧带的后(背)叶表面即为由宫颈/阴道上段、输尿管以及膀胱形成的三角形的结缔组织。图 8.19 显示了膀胱宫颈韧带后(背)叶血管的透视图。

图8.19 膀胱宫颈韧带后(背)叶血管的透视图(被紫色虚线包围的区域)

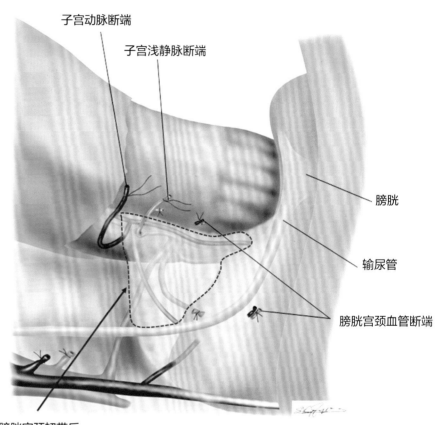

子宫动脉断端

子宫浅静脉断端

膀胱

输尿管

膀胱宫颈血管断端

膀胱宫颈韧带后(背)叶

8.7.5 裸化后的膀胱宫颈韧带中的血管和输尿管

图 8.20 是膀胱宫颈韧带的血管和输尿管裸化后 宫 / 宫颈 / 阴道。
的图像。可见位于血管之间的下腹下神经丛以及子

图 8.20 膀胱宫颈韧带
的血管和输尿管裸化后
的图像

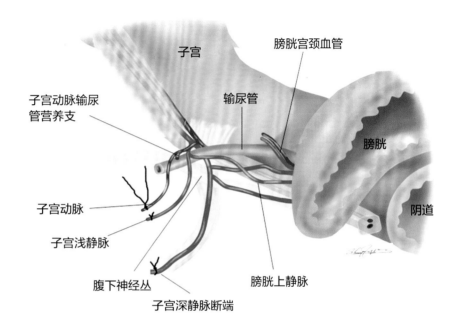

8.8　膀胱宫颈韧带前（腹）叶的处理

8.8.1　分离子宫动脉的输尿管营养支

将靠近子宫侧断端的子宫动脉用镊子提起，仔细分离输尿管和子宫动脉之间的结缔组织，可见子宫动脉的输尿管分支，对其钳夹、切断、结扎。当然，

如果子宫动脉的输尿管支比较细，采用单极或双极等血管封闭系统足以将其凝闭（图 8.21）。

图 8.21　分离子宫动脉输尿管营养支。（为了提供更多的解剖学信息，为每个手术步骤准备了两种插图）。（a）从耻骨联合侧到头端的宫颈旁区域的放大图。（b）裸化后的宫颈旁区域以及子宫侧面的盆腔视图

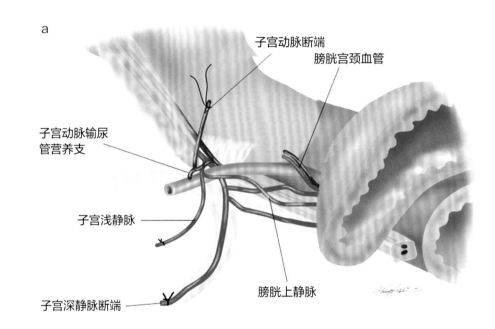

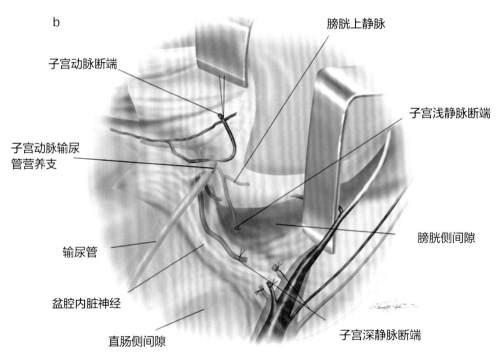

8.8.2　切断子宫动脉输尿管营养支

钳夹、切断、结扎子宫动脉输尿管营养支后，子宫动脉与输尿管腹侧就完全分离（图 8.22）。

图8.22　切断子宫动脉输尿管营养支。（a）从耻骨联合侧到头端的视图。（b）子宫侧面视图

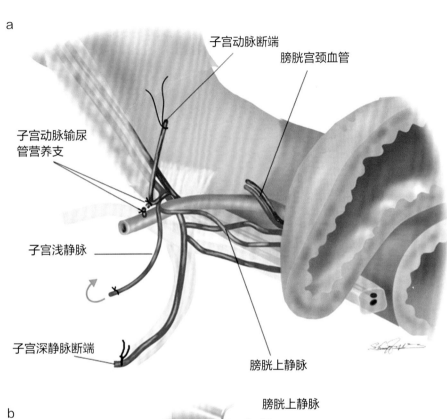

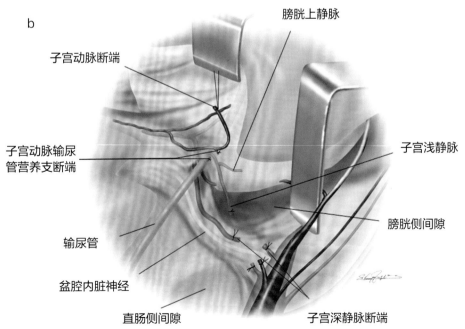

8.8.3　从输尿管外侧分离子宫浅静脉并游离膀胱上静脉

　　子宫浅静脉通常与子宫动脉平行走形。用镊子轻轻提起子宫浅静脉的断端，小心地将其从输尿管表面分离。然后分离输尿管和膀胱之间的结缔组织，可见一条从膀胱汇入子宫浅静脉的静脉。这条静脉位于膀胱的最上（腹侧）部，将其称为膀胱上静脉，需小心地将其分离（图 8.23）。

图8.23　从输尿管上分离子宫浅静脉并游离膀胱上静脉。（a）从耻骨联合侧到头端的视图。（b）子宫侧面的视图

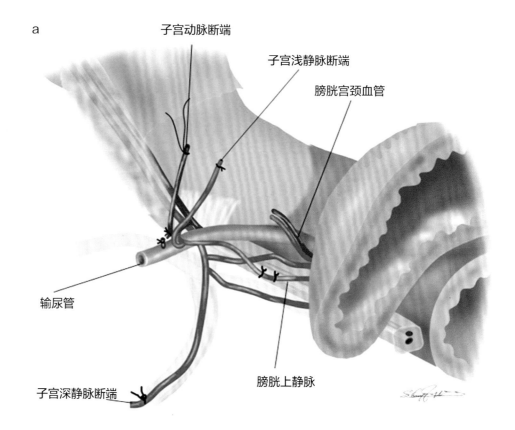

a

子宫动脉断端

子宫浅静脉断端

膀胱宫颈血管

输尿管

子宫深静脉断端

膀胱上静脉

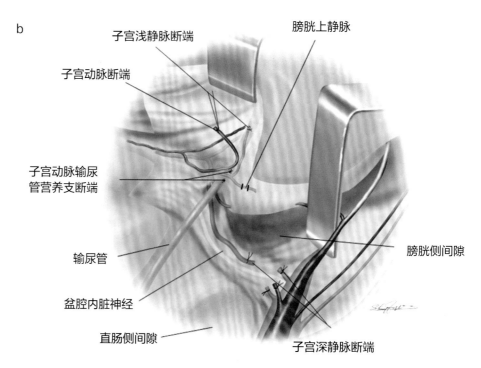

b

子宫浅静脉断端

膀胱上静脉

子宫动脉断端

子宫动脉输尿管营养支断端

输尿管

盆腔内脏神经

直肠侧间隙

膀胱侧间隙

子宫深静脉断端

8.8.4　切断膀胱上静脉

钳夹、切断、结扎膀胱上静脉（图 8.24 ）。

图8.24　切断膀胱上静脉。（a）从耻骨联合侧到头端的视图。（b）子宫侧面的视图

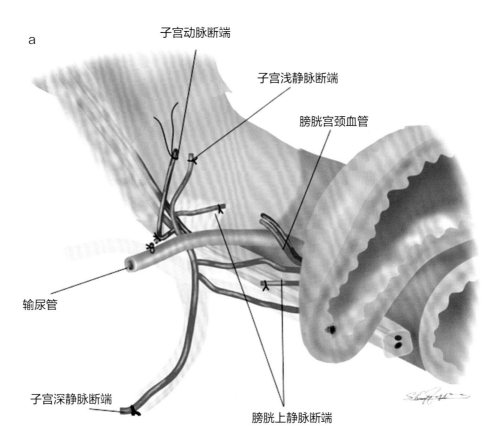

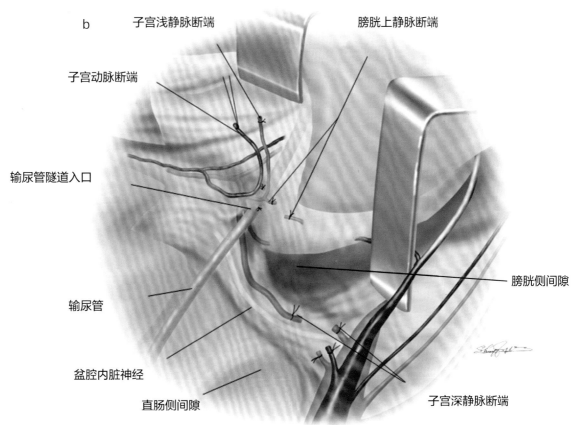

8.8.5　从输尿管腹侧完全分离子宫动脉和子宫浅静脉的子宫侧（断端）

　　将子宫动脉与子宫浅静脉断端的子宫侧提起并从输尿管腹侧完全分离，暴露膀胱宫颈韧带前（腹）叶的结缔组织（图 8.25）。

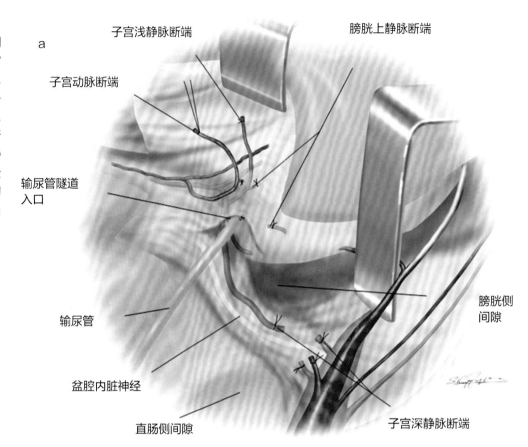

图8.25　从输尿管腹侧完全分离子宫侧的子宫动脉和子宫浅静脉断端。（a）刚提起子宫动脉和子宫浅静脉断端后的图像。（b）膀胱上静脉被离断后，子宫动脉和子宫浅静脉的断端均与输尿管完全分离，暴露出膀胱宫颈韧带前（腹）叶的表面（由紫色虚线包围的区域）

a

子宫浅静脉断端　　　　膀胱上静脉断端

子宫动脉断端

输尿管隧道入口

膀胱侧间隙

输尿管

盆腔内脏神经

直肠侧间隙　　　　子宫深静脉断端

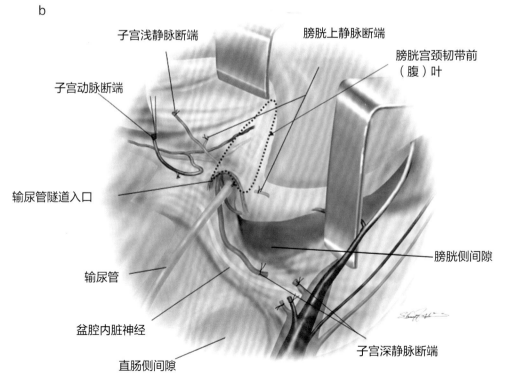

b

子宫浅静脉断端　　　　膀胱上静脉断端

膀胱宫颈韧带前（腹）叶

子宫动脉断端

输尿管隧道入口

膀胱侧间隙

输尿管

盆腔内脏神经

子宫深静脉断端

直肠侧间隙

8.8.6 分离膀胱宫颈韧带前（腹）叶

和打通输尿管隧道不同的是，这里需要将输尿管从入口处往外牵拉，从而能仔细分离膀胱宫颈韧带的结缔组织。通常，在膀胱宫颈韧带前（腹）叶

距离输尿管隧道入口 1.0~1.5cm 处，有一对小动静脉从膀胱跨过输尿管到达宫颈（图 8.26），这对血管为膀胱宫颈血管。

图8.26 分离膀胱宫颈韧带前（腹）叶（由紫色虚线包围的区域）以显露膀胱宫颈血管。（a）从耻骨联合侧到头端的视图。（b）子宫侧面的视图

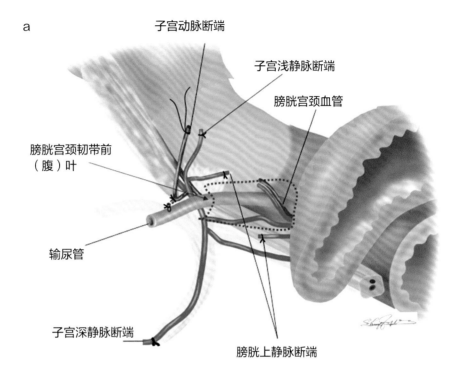

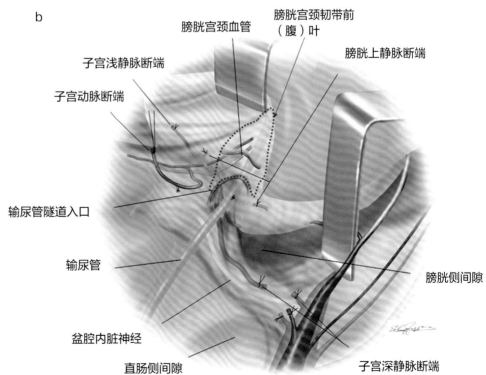

8.8.7 分离并切断膀胱宫颈血管

将膀胱宫颈血管分离、夹闭、切断和结扎。切断膀胱宫颈血管后，输尿管周围的结缔组织就容易从膀胱宫颈韧带前（腹）叶中分离，因为在膀胱宫颈韧带前（腹）叶中通常没有其他的血管。通过切断膀胱宫颈韧带前（腹）叶的结缔组织，输尿管完全从膀胱宫颈韧带后（背）叶的结缔组织中游离（图8.27）。

图8.27　分离并切断膀胱宫颈血管。（a）从耻骨联合侧到头端的视图。（b）子宫侧面的视图

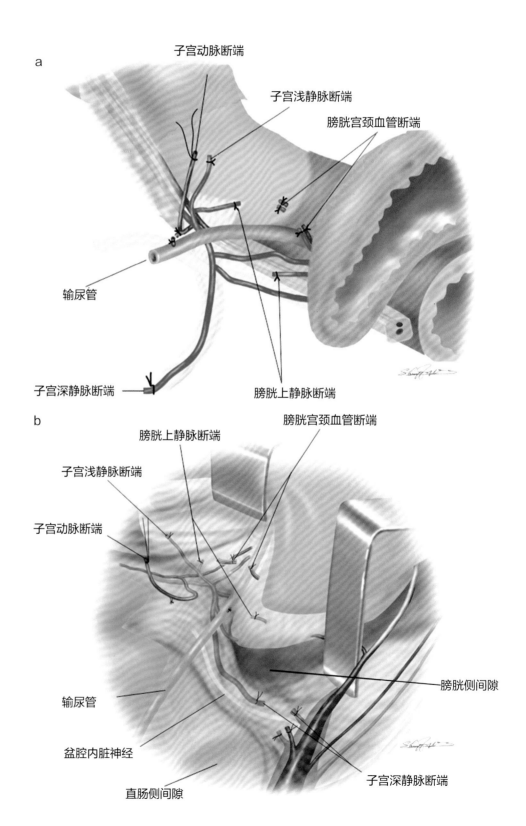

8.9　膀胱宫颈韧带后（背）叶的处理

8.9.1　将输尿管提至耻骨联合侧并辨认膀胱宫颈韧带后（背）叶

　　分离输尿管背侧的结缔组织，使输尿管与膀胱宫颈韧带后（背）叶的腹侧结缔组织分离。将输尿管向耻骨联合侧游离，以尽可能暴露整个膀胱宫颈韧带后叶（图8.28）。当输尿管向耻骨联合侧游离时，输尿管和宫颈之间的结缔组织束可能会带来阻力，这通常是由于结缔组织束中连接输尿管和宫颈的静脉导致的。

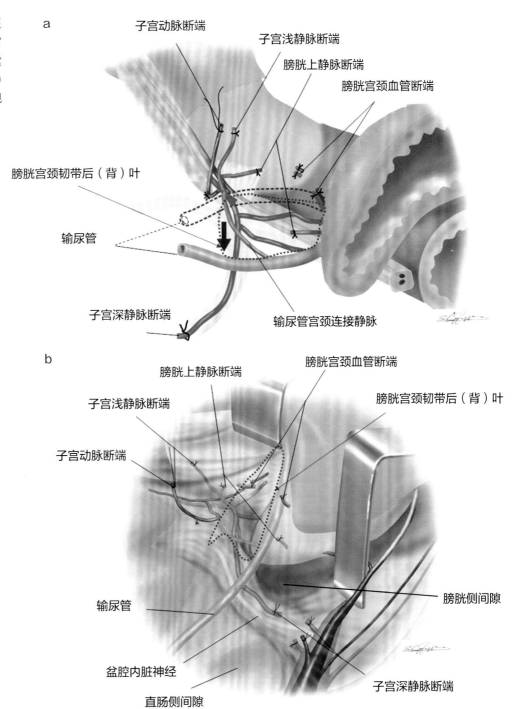

图8.28　将输尿管游离至耻骨联合侧并确定膀胱宫颈韧带后（背）叶（由紫色虚线包围的区域）。(a) 从耻骨联合侧到头端的视图。(b) 子宫侧面的视图

8.9.2 游离输尿管和宫颈间的静脉

游离连接输尿管和宫颈的一根静脉（图 8.29）。

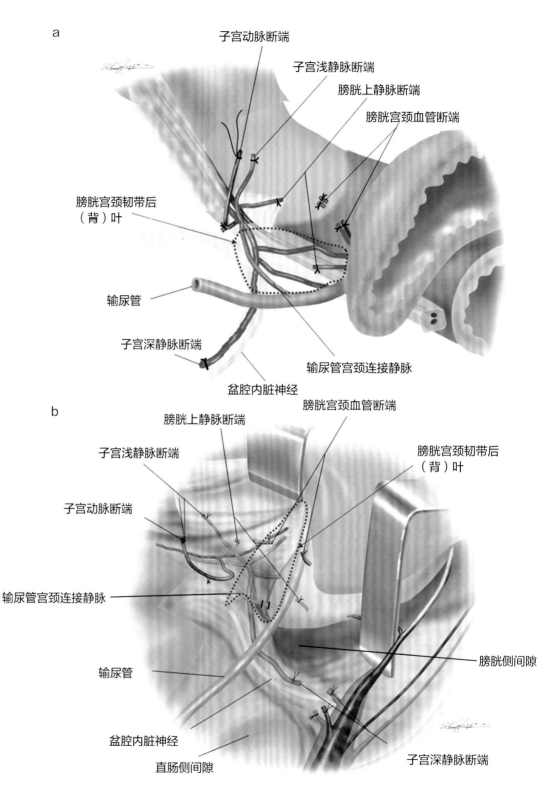

图 8.29 从膀胱宫颈韧带后（背）叶的头端开始游离输尿管和宫颈间的一根静脉（由紫色虚线包围的区域）。（a）从联合侧到头端的视图。（b）子宫侧面的视图。（c）主韧带和膀胱宫颈韧带后（背）叶中游离或切断的血管侧视图（由紫色虚线包围的区域），包括隐藏其下的血管和下腹下神经丛的透视图

图8.29（续） 从膀胱宫颈韧带后（背）叶的头端开始游离输尿管和宫颈间的一根静脉（由紫色虚线包围的区域）。(a) 从联合侧到头端的视图。(b) 子宫侧面的视图。(c) 主韧带和膀胱宫颈韧带后（背）中游离或切断的血管侧视图（由紫色虚线包围的区域），包括隐藏其下的血管和下腹下神经丛的透视图

c

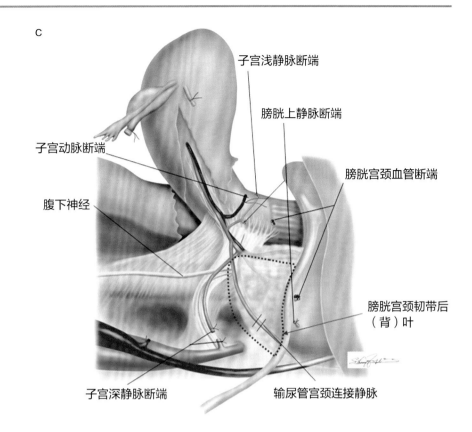

子宫浅静脉断端

膀胱上静脉断端

膀胱宫颈血管断端

子宫动脉断端

腹下神经

膀胱宫颈韧带后（背）叶

子宫深静脉断端

输尿管宫颈连接静脉

8.9.3　切断输尿管和宫颈间的静脉

　　首先，游离出输尿管和宫颈间的静脉（图8.30）。　　显著增加。
然后，钳夹，切断，结扎。切断后输尿管的活动性

图 8.30　切 断 输 尿 管
和宫颈间的一根静脉。
（a）从耻骨联合侧到头
端的视图。（b）子宫侧
面的视图。（c）主韧带
和膀胱宫颈韧带后（背）
叶中游离或切断的血管
侧视图（由紫色虚线包
围的区域），包括隐藏其
下的血管和下腹下神经
丛的透视图

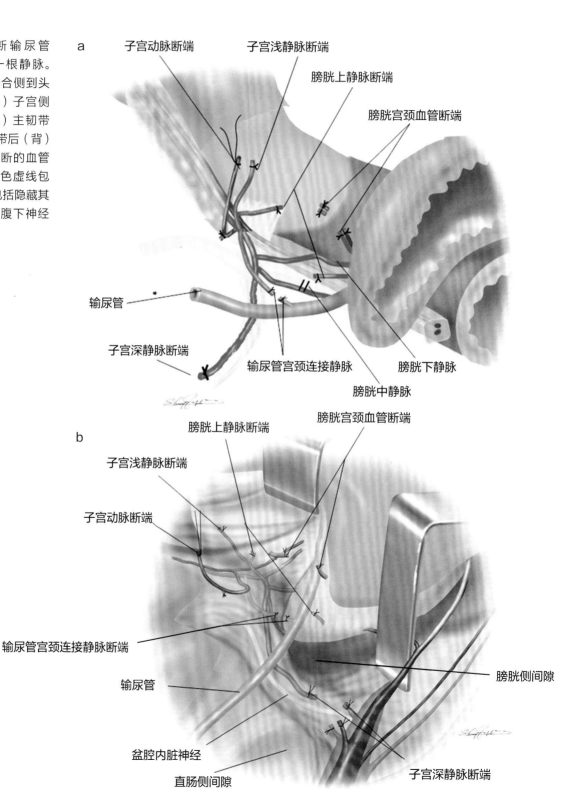

图8.30（续） 切断输尿管和宫颈间的一根静脉。（a）从耻骨联合侧到头端的视图。（b）子宫侧面的视图。（c）主韧带和膀胱宫颈韧带后（背）叶中游离或切断的血管侧视图（由紫色虚线包围的区域），包括隐藏其下的血管和下腹下神经丛的透视图

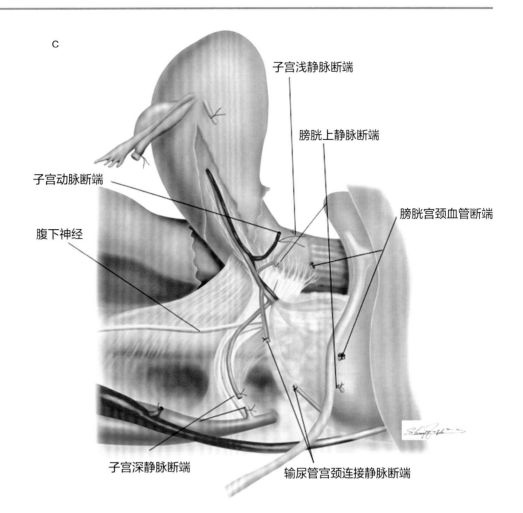

c

子宫浅静脉断端

膀胱上静脉断端

子宫动脉断端

膀胱宫颈血管断端

腹下神经

子宫深静脉断端

输尿管宫颈连接静脉断端

8.9.4　在盆腔内脏神经上方分离出子宫深静脉断端

　　使用两把 L 型牵引器，将输尿管和膀胱向耻骨联合牵拉（如图 8.31b 所示）。然后，提起子宫深静脉的断端，将其与盆腔内脏神经分离，直至靠近直肠侧壁。将子宫深静脉断端向头端牵拉，并用 L 型牵引器将输尿管 / 膀胱向耻骨联合推开，可使膀胱宫颈韧带后（背）叶产生张力。这样就暴露了膀胱与子宫深静脉断端之间膀胱宫颈韧带后（背）叶的结缔组织结构。

【注意事项】

　　在分离膀胱宫颈韧带的后（背）叶时，在主韧带（子宫深静脉）和膀胱之间施加张力，也可使从膀胱引流到子宫深静脉的静脉产生张力。分离膀胱宫颈韧带后（背）叶的结缔组织将有助于暴露和识别从膀胱引流至子宫深静脉的每一条静脉。

图8.31　从盆腔内脏神经中分离出子宫深静脉断端。（a）从耻骨联合侧到头端的视图。(b)子宫侧面的视图。(c)主韧带和膀胱宫颈韧带后（背）中游离或切断的血管侧视图（由紫色虚线包围的区域），包括隐藏其下的血管和下腹下神经丛的透视图

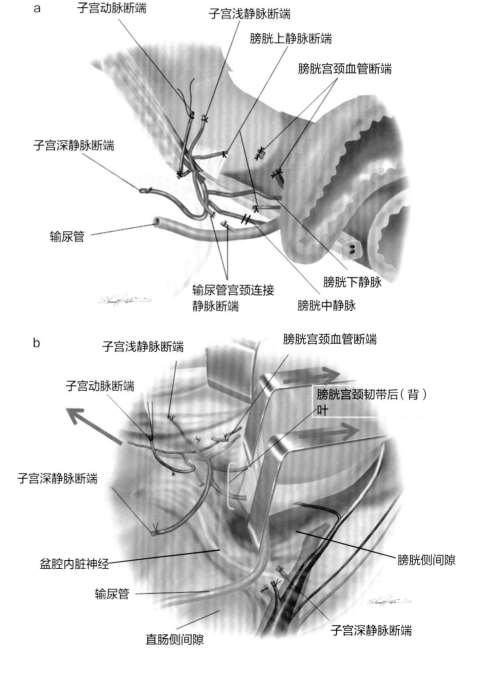

图8.31（续） 从盆腔内脏神经中分离出子宫深静脉断端。（a）耻骨联合侧到头端的视图。（b）子宫侧面的视图。（c）主韧带和膀胱宫颈韧带后（背）中游离或切断的血管侧视图（由紫色虚线包围的区域），包括隐藏其下的血管和下腹下神经丛的透视图

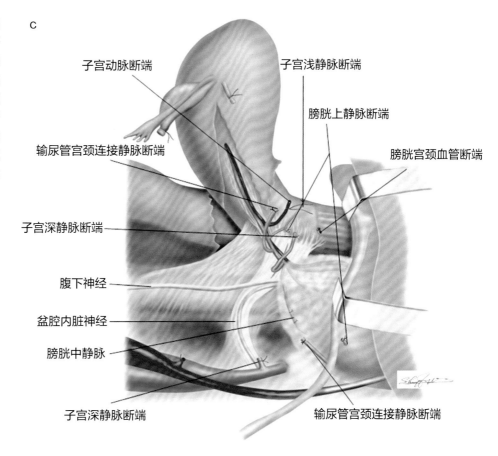

c

子宫动脉断端

子宫浅静脉断端

膀胱上静脉断端

输尿管宫颈连接静脉断端

膀胱宫颈血管断端

子宫深静脉断端

腹下神经

盆腔内脏神经

膀胱中静脉

子宫深静脉断端

输尿管宫颈连接静脉断端

8.9.5 去除膀胱宫颈韧带后（背）叶脂肪组织的重要性

在保留神经的广泛性子宫切除术的所有的步骤中，最重要的环节是分离膀胱宫颈韧带后（背）叶。通常，脂肪组织覆盖在膀胱宫颈韧带的直肠侧至膀胱背侧（如图8.32左侧所示）。应尽可能地去除直肠侧壁至膀胱背侧的脂肪组织（如图8.32所示）。去除脂肪组织是标准的保留神经的广泛性子宫切除术的关键步骤，可使膀胱宫颈韧带的后（背）叶被逐步分离出来。

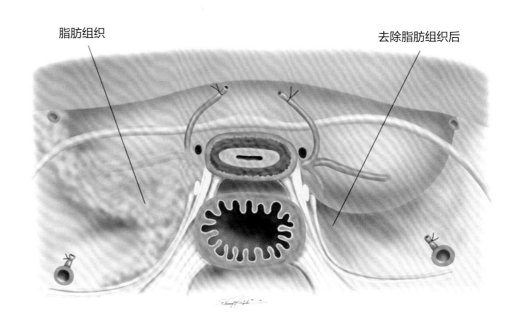

图8.32 去除膀胱输尿管子宫韧带后（背）叶的脂肪组织的重要性。直肠/阴道上段和膀胱背侧的脂肪组织如图中左侧所示。去除脂肪组织后如图右侧所示。

脂肪组织

去除脂肪组织后

8.9.6　钳夹和切断膀胱中静脉

仔细分离膀胱宫颈韧带后叶的结缔组织。在膀胱宫颈韧带后叶的头端，存在一条从膀胱汇入子宫深静脉的静脉，即膀胱中静脉。需要钳夹、切断、结扎膀胱中静脉（图 8.33）。

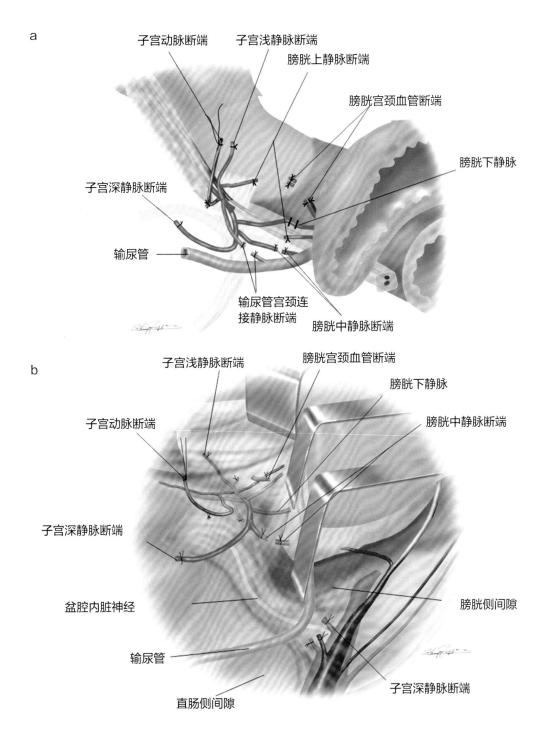

图 8.33　钳夹并切断膀胱中静脉。(a)从耻骨联合侧到头端的视图。(b)子宫侧面的视图。(c)主韧带和膀胱宫颈韧带后（背）叶中游离或切断的血管侧视图（由紫色虚线包围的区域），包括隐藏其下的血管和下腹下神经丛的透视图

图8.33（续） 钳夹并切断膀胱中静脉。（a）从耻骨联合侧到头端的视图。（b）子宫侧面的视图。（c）主韧带和膀胱宫颈韧带后（背）叶中游离或切断的血管侧视图（由紫色虚线包围的区域），包括隐藏其下的血管和下腹下神经丛的透视图

c

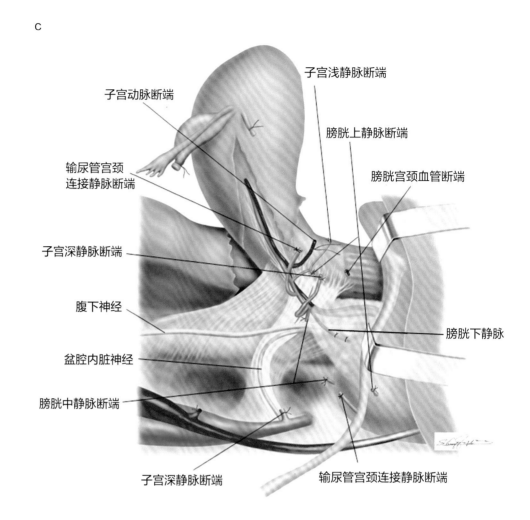

子宫动脉断端

子宫浅静脉断端

膀胱上静脉断端

输尿管宫颈连接静脉断端

膀胱宫颈血管断端

子宫深静脉断端

腹下神经

盆腔内脏神经

膀胱下静脉

膀胱中静脉断端

子宫深静脉断端

输尿管宫颈连接静脉断端

8.9.7 钳夹和切断膀胱下静脉

此外，还存在一条与宫颈平行的静脉，从膀胱后部同样引流至子宫深静脉，即膀胱下静脉。将其双重钳夹、结扎和切断。通常，在切断膀胱下静脉后（图 8.34），膀胱和输尿管就与宫颈侧壁 / 阴道上段完全分离。沿着宫颈和阴道上段的侧壁，可见来自阴道的血管，即阴道旁血管。

图 8.34 钳夹并切断膀胱下静脉。（a）从耻骨联合侧到头端的视图。（b）子宫侧面的视图。（c）主韧带和膀胱宫颈韧带后（背）中游离或切断的血管侧视图（由紫色虚线包围的区域），包括隐藏其下的血管和下腹下神经丛的透视图

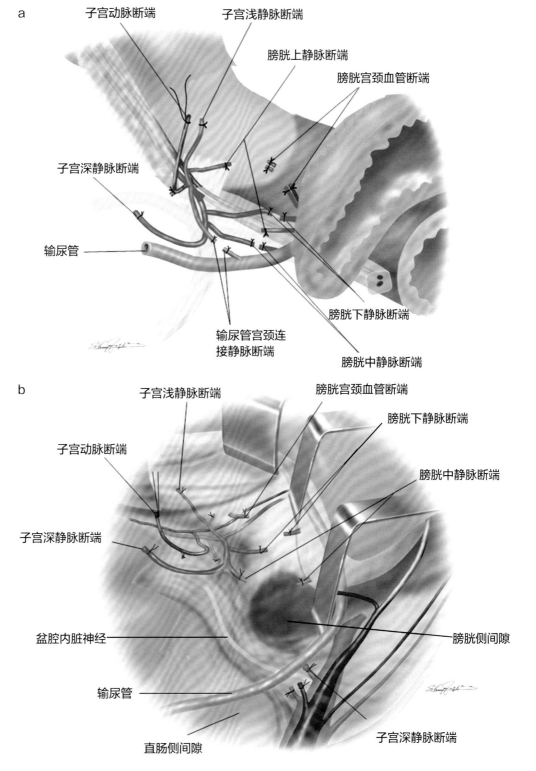

图8.34（续） 钳夹并切断膀胱下静脉。(a)从耻骨联合侧到头端的视图。(b)子宫侧面的视图。(c)主韧带和膀胱宫颈韧带后（背）中游离或切断的血管侧视图（由紫色虚线包围的区域），包括隐藏其下的血管和下腹下神经丛的透视图

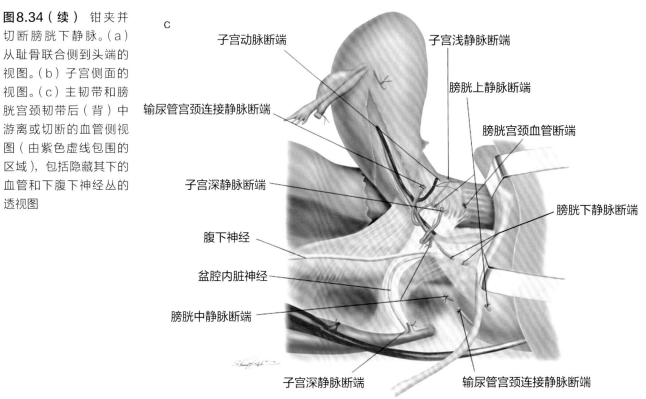

c

子宫动脉断端

子宫浅静脉断端

膀胱上静脉断端

输尿管宫颈连接静脉断端

膀胱宫颈血管断端

子宫深静脉断端

膀胱下静脉断端

腹下神经

盆腔内脏神经

膀胱中静脉断端

子宫深静脉断端

输尿管宫颈连接静脉断端

8.10　辨认下腹下神经丛

　　去除膀胱背侧和直肠侧壁间的脂肪组织，暴露从盆底延伸至直肠侧壁的盆腔内脏神经。可见下腹下神经（inferior hypogastric plexus，IHP）从直肠头端延伸至膀胱，直至与盆腔内脏神经汇合。在 IHP 神经束中，可见向子宫和膀胱发出的子宫支与膀胱支。IHP 是由腹下神经、盆腔内脏神经、子宫支、膀胱支相互交叉形成十字架的样子。（图 8.35a~c）

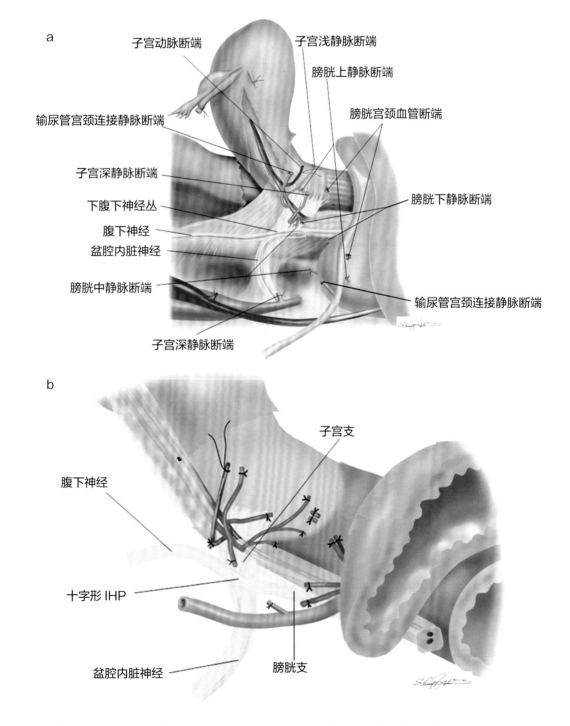

图8.35　辨认下腹下神经丛。（a）下腹下神经丛神经结构侧面图。（b）从耻骨联合侧到头端的视图。（c）下腹下神经丛的手术照片

c

图 8.35（续） 辨认下腹下神经丛。（a）下腹下神经丛神经结构侧面图。（b）从耻骨联合侧到头端的视图。（c）下腹下神经丛的手术照片

8.11　盆腔神经平面的概念

在广泛性子宫切除术的手术过程中，打开了两个间隙（膀胱侧间隙和直肠侧间隙），主韧带就在两者之间被游离。在主韧带的最靠背侧，盆腔内脏神经从盆壁延伸至直肠侧壁，与腹下神经汇合。汇合点即为具有子宫支和膀胱支的 IHP。IHP 由腹下神经、盆腔内脏神经、膀胱支和子宫支共同构成。解剖学上，所有这些组成 IHP 的神经都在同一结缔组织平面，位于子宫骶韧带及两个手术间隙（膀胱侧间隙和直肠侧间隙）的直肠侧之间。分离直肠和子宫 / 阴道间的结缔组织层很少出血。输尿管与腹下神经平行走行在同一结缔组织层的腹侧。环绕输尿管的结缔组织为输尿管系膜。所有 IHP 的组成部分包括腹下神经的结缔组织背侧，可统称为盆腔神经平面（图 8.36）。分离盆腔神经平面是保留神经的广泛性子宫切除术的关键步骤。

图 8.36　盆腔神经平面包括整个下腹下神经丛，如图中蓝线包围的形状所示

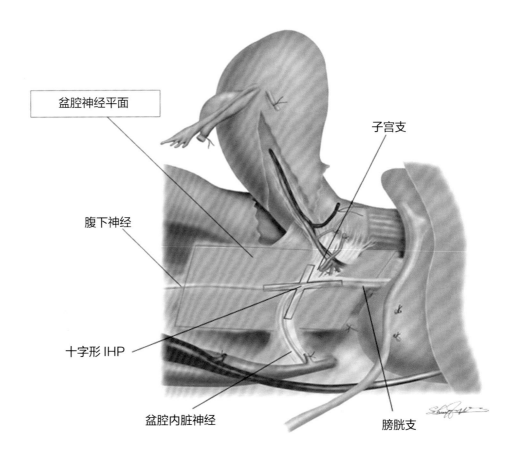

盆腔神经平面

子宫支

腹下神经

十字形 IHP

盆腔内脏神经

膀胱支

8.12 分离直肠阴道韧带

将直肠向上推，分离位于直肠和宫颈 / 阴道间侧方的结缔组织层。在切断子宫骶韧带之后，可见位于直肠和阴道之间的直肠阴道韧带。

图 8.37 为分离直肠阴道韧带。

图 8.37 分离直肠阴道韧带

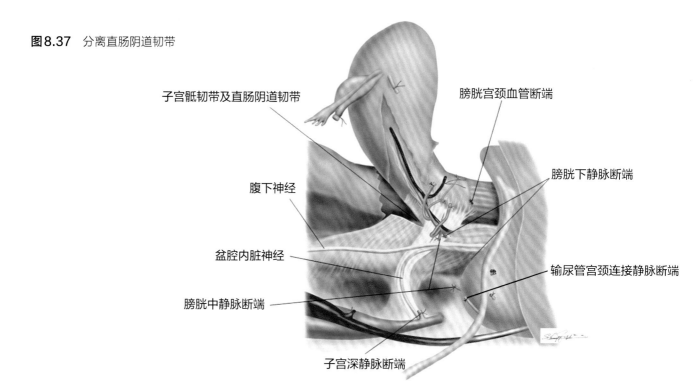

8.13　将膀胱支从阴道旁分离

　　在保留神经的广泛性子宫切除术中，必须从下腹下神经丛中分离出子宫支。在分离子宫支之前，需要将膀胱支与阴道血管分离（图 8.38）。在将膀胱支从阴道旁分离的过程中，在靠近下腹下神经丛的膀胱支腹侧，可见一个松散的结缔组织空隙（V 形空隙）。

图8.38　将膀胱支从阴道旁分离。在膀胱支的头端，膀胱支和阴道旁之间形成一个空隙。（a）从耻骨联合侧到头端的视图。（b）下腹下神经丛神经结构的侧视图。（c）下腹下神经丛的手术照片

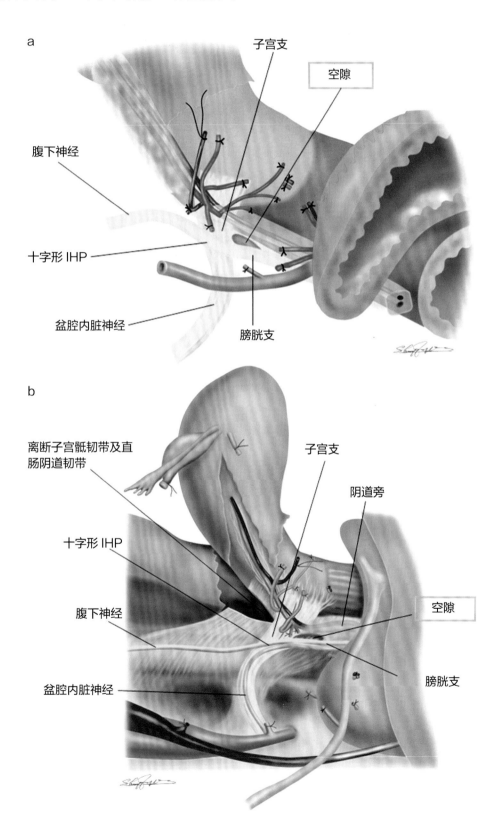

c

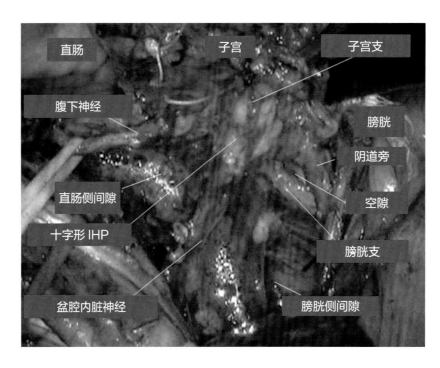

图8.38（续） 将膀胱支从阴道旁分离。在膀胱支的头端，膀胱支和阴道旁之间形成一个空隙。（a）从耻骨联合侧到头端的视图。（b）下腹下神经丛神经结构的侧视图。（c）下腹下神经丛的手术照片

8.14 将子宫支从下腹下神经丛分离

　　从膀胱支和阴道旁之间形成的 V 形空隙的腹侧水平，用 Pean 钳沿着腹下神经的腹侧水平，将下腹下神经丛的子宫支与宫颈 / 阴道分离（图 8.39）。

图 8.39　子宫支与下腹下神经丛的分离。（a）从联合侧到头端的视图。（b）下腹下神经丛神经结构的侧视图。（c）下腹下神经丛的手术照片

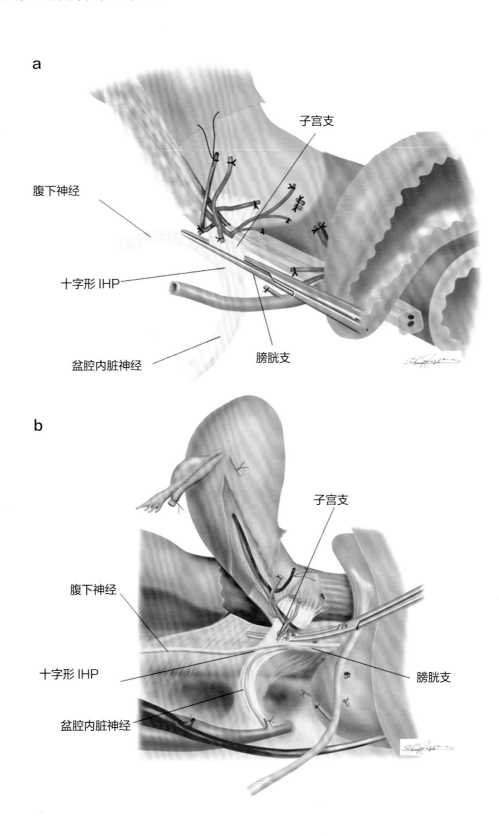

a

子宫支

腹下神经

十字形 IHP

膀胱支

盆腔内脏神经

b

子宫支

腹下神经

十字形 IHP

膀胱支

盆腔内脏神经

图8.39（续）子宫支
与下腹下神经丛的分离。
（a）从联合侧到头端的
视图。（b）下腹下神经
丛神经结构的侧视图。
（c）下腹下神经丛的手
术照片

c

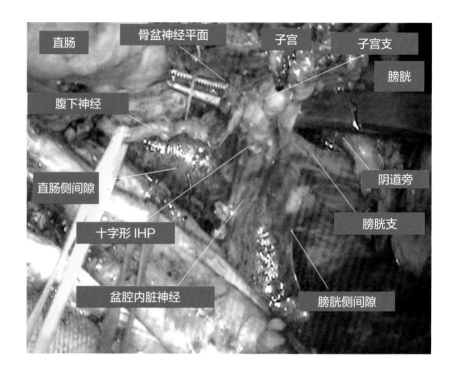

8.15　切断子宫支

在游离的子宫支上用两个 Pean 钳：一把平行置于腹下神经 / 膀胱支上方，另一把置于宫颈侧。在子宫支上使用两个 Pean 钳是为了避免平行于子宫支的小血管出血。用剪刀在两把钳之间切断子宫支（图 8.40）。当剪断子宫支时，外科医生会有一种类似于绷紧的绳子突然断裂的感觉。在两端分别用丝线结扎。不建议用电凝切割子宫支，以防意外损伤其余的神经。

图 8.40 切断子宫支。（a）从联合侧到头端的 视 图（T 形 IHP）。（b）T 形下腹下神经丛侧视图。（c）T 形下腹下神经丛的手术照片

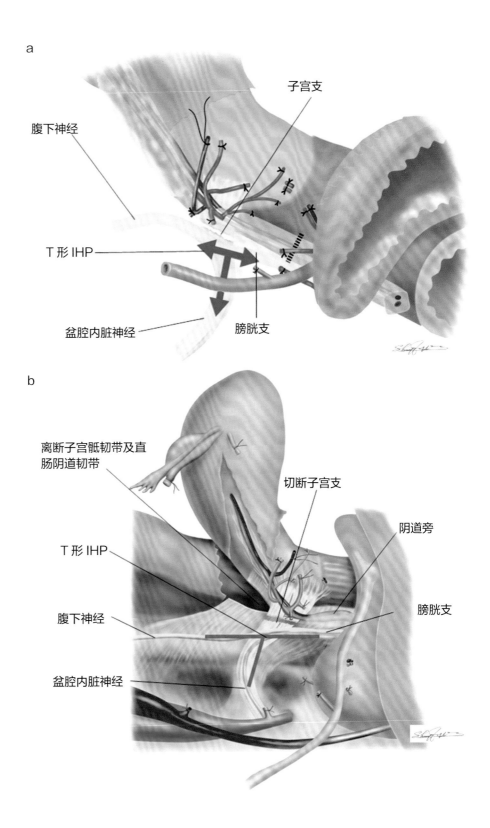

c

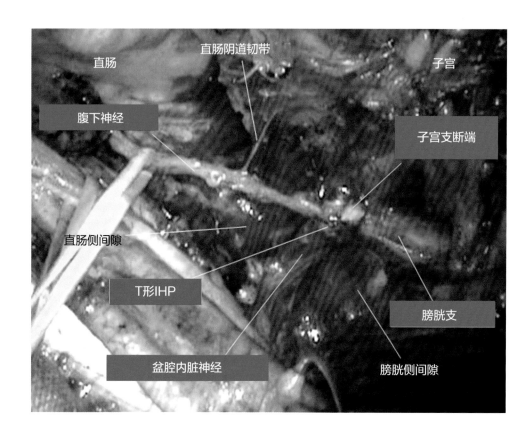

图8.40（续） 切断子宫支。（a）从联合侧到头端的视图（T形IHP）。（b）T形下腹下神经丛侧视图。（c）T形下腹下神经丛的手术照片

8.16　切断直肠阴道韧带的同时保留 T 形神经板

　　将子宫支从下腹下神经丛离断后，就可以沿着阴道壁分离直肠阴道韧带。此时，膀胱支也逐渐与阴道旁血管分离。下推直肠，将直肠和阴道之间的直肠阴道韧带（不包括 T 形 IHP）切断（图 8.41）。通过游离阴道壁，术者可以根据病情需要来切除足够长的阴道。

图8.41　切断直肠阴道韧带的同时保留T形神经板。（a）从耻骨联合侧到头端的视图。（b）T形下腹下神经丛的侧面图。（c）T形下腹下神经丛和直肠阴道韧带的手术照片

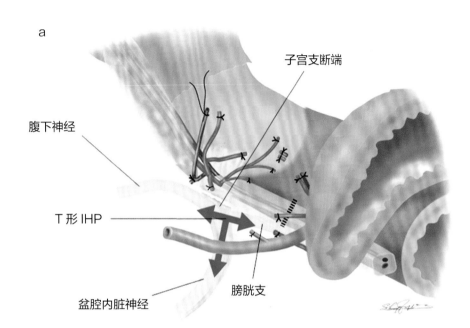

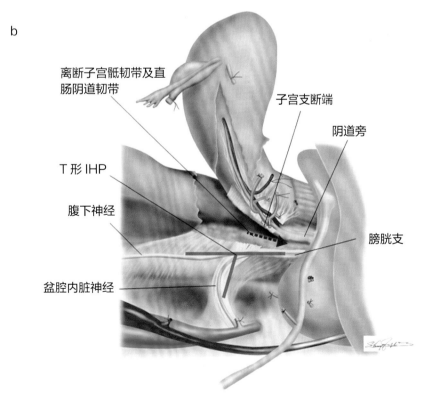

c

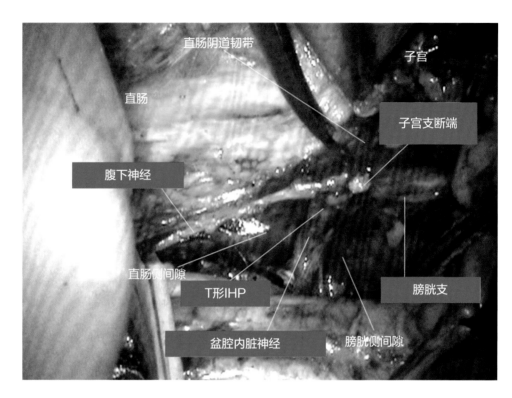

图8.41（续） 分离直肠阴道韧带的同时保留T形神经板。（a）从耻骨联合侧到头端的视图。（b）T形下腹下神经丛的侧面图。（c）T形下腹下神经丛和直肠阴道韧带的手术照片

8.17　钳夹阴道旁组织

在适当的水平，双重钳夹阴道旁血管（图 8.42）。

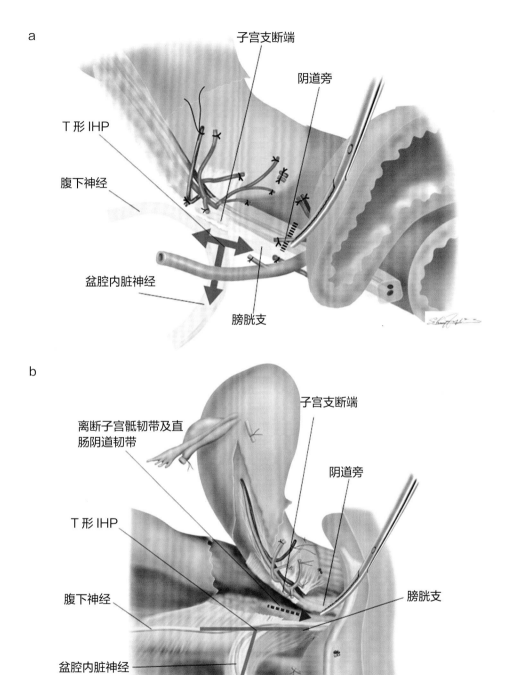

图 8.42　钳夹阴道旁组织。（a）从耻骨联合侧到头端的视图。（b）阴道旁组织的侧视图。（c）阴道旁组织的手术照片

图8.42（续） 钳夹阴道旁组织。(a) 从耻骨联合侧到头端的视图。(b) 阴道旁组织的侧视图。(c) 阴道旁组织的手术照片

c

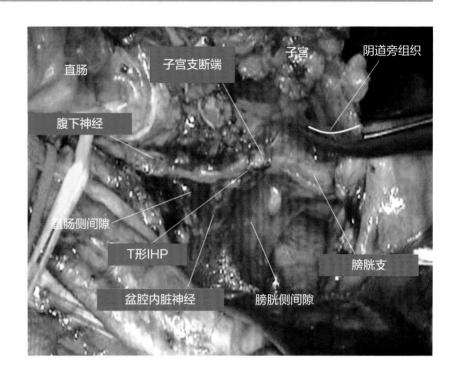

8.18　结扎和切断阴道旁组织

双重钳夹阴道旁组织后在其中间切开，分别用丝线缝扎。由腹下神经、盆腔内脏神经和 IHP 的膀胱支组成的 T 形神经板得以完整保留。子宫仅与阴道相连。在同法处理完对侧后，确定切除阴道的长度。

图 8.43 为结扎和切断阴道旁组织。

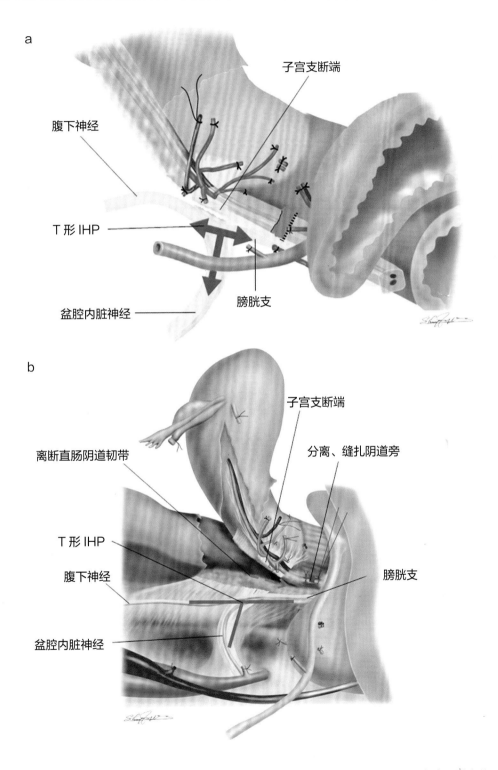

图 8.43　结扎和切断阴道旁组织。（a）从耻骨联合侧到头端的视图。（b）阴道旁组织的侧视图。（c）阴道旁的手术照片

图8.43（续） 结扎和切断阴道旁组织。（a）从耻骨联合侧到头端的视图。（b）阴道旁组织的侧视图。（c）阴道旁的手术照片

c

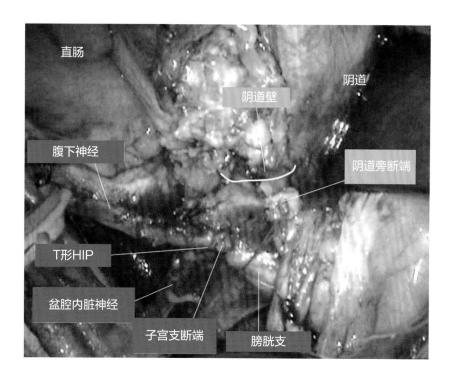

8.19　切开阴道壁并切除部分阴道

在阴道上做一个切口，将子宫连同部分阴道切除（图 8.44）。

图8.44　切开阴道壁并切除部分阴道

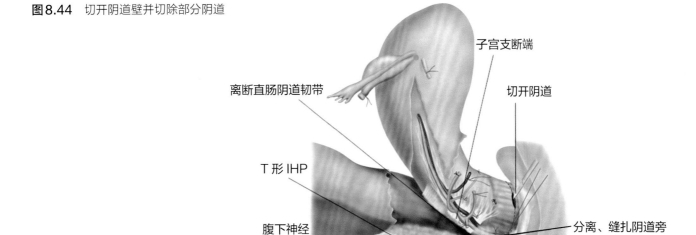

8.20　切除子宫并保留 T 形神经板

在切除子宫并保留 T 形 IHP 后（图 8.45），即完成了保留神经的广泛性子宫切除术。术后患者具有完好的排尿功能，能够感觉膀胱充盈，并且能够满意排尿。

图8.45　切除子宫并保留T形神经板。（a）从耻骨联合侧到头端的视图。（b）阴道残端及保留的T形神经平面的侧视图

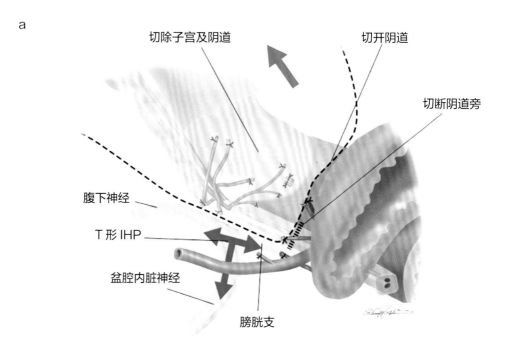

a

切除子宫及阴道

切开阴道

切断阴道旁

腹下神经

T 形 IHP

盆腔内脏神经

膀胱支

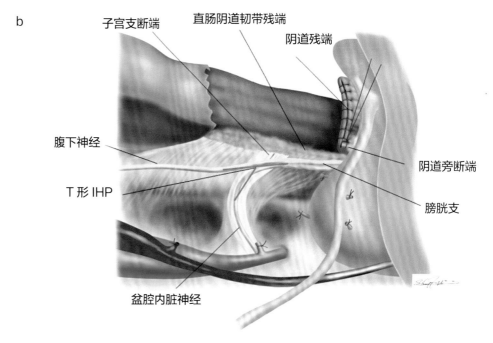

b

子宫支断端

直肠阴道韧带残端

阴道残端

腹下神经

T 形 IHP

阴道旁断端

膀胱支

盆腔内脏神经

8.21　缝合阴道残端

在切除子宫后，用长的 Kocher 钳夹住阴道残端，将每一处钳夹的地方予以缝扎，一直从阴道腹侧缘到阴道背侧缘，以缝闭阴道残端。

8.22　将盆腔腹膜部分缝合并将引流管插入腹膜后间隙

仔细观察盆腔，以确定有无出血并确保止血彻底。然后用生理盐水冲洗盆腔。将膀胱反折腹膜和道格拉斯窝反折腹膜部分闭合。直肠侧间隙腹侧的腹膜不闭合，以促进淋巴结切除术后腹膜表面对淋巴液的吸收。盆腔引流管经腹两侧插入腹膜后间隙。如果 2 天内没有观察到出血，通常会拔掉引流管。

8.23　腹腔闭合术

把腹膜与筋膜缝合后，间断缝合皮肤，通常采用可吸收缝线。用窥阴器将填塞好的纱布从阴道取出，检查阴道残端缝线。至此，手术结束。

8.24　保留神经的广泛性子宫切除术后的管理

术后通过记录残余尿量（postvoid residual volume，PVR）达到小于 50mL 的时间来客观地评估膀胱功能。在使用 Foley 导管引流膀胱 4 天后，自我评估膀胱充盈感和排尿满意度。可将 Foley 导尿管夹闭，使膀胱充满尿液。如果患者感觉膀胱充盈良好，就去除导尿管。如果患者感觉膀胱充盈不好，就再继续留置导尿直到术后 7 天。如果手术能保留直肠 / 阴道上段任意一侧完整的 T 形神经板，患者应当在术后 7 天内有良好的膀胱充盈感。在拔出 Foley 导尿管后几天内，残余尿量就会小于 50mL。通常情况下，在拔除 Foley 导尿管后 7 天内就能够满意排尿。但如果用电刀切断 IHP 的子宫支，则可能导致排尿功能的恢复延迟。

附　录

本书提供了 5 个视频，分别为：① Okabayashi 的广泛性子宫切除术；② Shingo Fujii 的保留神经的广泛性子宫切除术；③ Mibayashi 的超根治性子宫切除术原始视频；④和⑤为 Shingo Fujii 的分步骤保留神经的广泛性子宫切除术的现场手术视频。

视频 1：Okabayashi 的广泛性子宫切除术

视频 2：Shingo Fujii 的保留神经的广泛性子宫切除术

视频 3：Mibayashi 的超根治性子宫切除术原始视频

视频 4：Shingo Fujii 的分步骤保留神经的广泛性子宫切除术的现场手术视频一

视频 5：Shingo Fujii 的分步骤保留神经的广泛性子宫切除术的现场手术视频二